Bethune

Distributeur:

Les Nouvelles Messageries Internationales du Livre Inc.
4550 Hochelaga, Montréal, tél.: 256-7551

Maquette: L'Idée Inc.

Dépôt légal, 1er trimestre 1976
Bibliothèque Nationale du Québec

ISBN: 0-7760-0698-3
Imprimé au Canada

Traduction: Jacques Gouin et collaborateurs.

RODERICK STEWART

Bethune

ÉDITIONS DU JOUR INC.
5705 est, Sherbrooke, Montréal

remerciements

Ce livre est le résultat d'interviews recueillies auprès de plus de 150 personnes réparties dans six pays : Canada, États-Unis, République Populaire de Chine, Angleterre, Espagne et Mexique ; j'y ai ajouté des renseignements obtenus par correspondance de nombre d'autres personnes dispersées aux quatre coins du monde.

Au début de mes recherches sur la vie de Bethune, j'ai eu accès aux renseignements précieux contenus dans les dossiers du documentaire intitulé *Bethune*, réalisé par l'Office National du Film du Canada. En plus de certains documents, de certaines lettres et d'interviews enregistrées sur ruban magnétoscopique, ces dossiers comprenaient les noms de nombreuses personnes qui ont connu Bethune ou qui ont travaillé avec lui.

Le Dr Gabriel Nadeau, médecin américain et historien de la médecine, m'a fourni une aide précieuse, et j'ai puisé plusieurs données de base dans son étude exhaustive sur la vie de Bethune, parue en 1939. Le Dr Nadeau m'a aimablement offert des lettres et des documents qu'il avait déjà collectionnés, il y a plus de 30 ans.

Je pourrais aisément écrire plusieurs chapitres sur la nature et la qualité de la collaboration reçue des nombreuses personnes qui m'ont fourni des renseignements essentiels. Parmi celles-ci, j'aimerais remercier plus particulièrement Mme Janet Cornell, de London (Ontario), nièce de Bethune et dépositaire familiale des documents et des photographies de son oncle, qui m'a aidé tout au long de mon travail; le Dr Edward Kupka, de Berkeley (Californie), élève et ami de Bethune, pour ses lettres, réminiscences et nombreuses recherches auxquelles il s'est astreint; M. Frank Haingh, d'Ottawa, qui m'a tout spécialement aidé dans mes recherches; Mlle Fredericka Martin, de Cuernavaca (Mexique), qui écrit en ce moment une histoire du *American Medical Bureau* en Espagne, pour avoir établi des contacts tant au Mexique qu'en Espagne, ainsi que pour ses documents et ses traductions ; le professeur L.L. Hanawalt, de Détroit (Michigan), historien de la *Wayne State University*, dont l'expérience de la recherche et la générosité se sont conjuguées pour me fournir les données nécessaires sur la vie de Bethune à Détroit; Marian Scott, de Montréal (Québec), pour la pénétration avec laquelle elle a dépeint son caractère; Henning Sorensen, de Vancouver (Colombie britannique), et Hazen Sise, de Montréal (Québec), qui ont raconté en détail leurs souvenirs de Bethune en Espagne; Mme Jean (Ewen) Kovich, de Burnaby (Colombie britannique), pour ses renseignements sur les premiers mois de Bethune en Chine; Chen Lo-min, de Pékin, qui m'a servi d'interprète et de guide durant les trente-huit jours que j'ai passés à interviewer des Chinois qui ont travaillé avec Bethune; ainsi que mon cher ami Jim Sturgis, de Londres, dont l'encouragement et la patience m'ont été si chers.

Les fonds qui ont rendu possibles les recherches nécessaires à la préparation de cet ouvrage ainsi que sa rédaction, ont été fournis par:

La Physicians' Services Incorporated Foundation;
Le Conseil des Arts du Canada;
La Fondation J.S. McLean;
La Fondation H.R. Jackman;
Le Fonds du Président de l'Université de Toronto;
M. Franc R. Joubin.

De 1971 à 1973, j'ai bénéficié d'une bourse généreuse de la *Physicians' Services Incorporated Foundation*. Les autres organismes précités ont fourni les fonds nécessaires à mes nombreux déplacements, au matériel et à l'équipement de recherche.

Parmi les nombreuses personnes qui m'ont aidé à obtenir des fonds de recherche, j'aimerais remercier les professeurs W. Saywell, D.M. Johnston, K. Mc Naught, Donald Bates, les docteurs C.B. Crummey, A. Kelly, G. Andrew et Mme Helen Forbes.

J'ai obtenu un congé sans solde de deux ans de mon poste de professeur à l'Université de Toronto, grâce à la bienveillance de Douglas Dadson, doyen du Collège d'Éducation, qui m'a offert un soutien immédiat pour dresser le plan initial de recherche en vue de ce livre.

Mes remerciements s'adressent aussi à Greg Whincup, pour son aide sur la documentation chinoise, et à Mark Czarnecki, pour sa collaboration en matière de rédaction. Je remercie enfin mon éditeur, James Bacque, dont l'encouragement constant, les conseils techniques inestimables et la chaleureuse amitié ont rendu possible la publication de ce livre.

À ma femme

Introduction

À L'AUTOMNE de 1969, alors que je feuilletais un catalogue de L'Office National du Film du Canada, afin de dénicher des films sur le Canada des années 30 que j'aurais pu montrer à mes étudiants en histoire, j'y découvrais une description du documentaire *Bethune*. Ce nom m'était déjà vaguement familier en rapport avec la Chine. Comme il existe très peu de films sur les Canadiens, ma curiosité a été éveillée, et je décidai alors de le montrer à mes étudiants les plus âgés. Nous avons tous été touchés par ce film dramatique et haut en couleurs, et plusieurs sont demeurés après le cours pour en discuter passionnément. Après le départ des autres, un étudiant, fils d'un riche médecin, admit un peu mal à l'aise qu'il n'avait jamais considéré la médecine comme un service à rendre à autrui. Il sentait que son père mesurait le succès de sa pratique médicale selon le nombre de voitures dans son garage. L'histoire de la vie de Bethune lui montrait pour la première fois les lacunes de sa vie qu'il avait jusqu'alors jugée satisfaisante.

J'essayai alors de me renseigner davantage sur Bethune, mais son nom ne figurait dans aucun des manuels importants d'histoire du Canada, ni au niveau collégial, ni au niveau universitaire. Je découvris enfin une biographie intitulée *The Scalpel, The Sword*, qui, bien qu'intéressante et bien écrite, me déçut par la pauvreté de ses sources documentaires. Les nombreuses questions qui m'intriguaient restaient encore sans réponse.

Dès lors ma curiosité décupla. Je demandai à un éminent historien canadien pourquoi il existait si peu de documentation accessible au public sur Bethune. Le même thème revenait constamment au cours de notre entretien: les idées politiques de Bethune. Avant même de prendre congé de lui, je compris qu'on n'avait jamais osé raconter la vie de Bethune parce qu'on le disait communiste, un renégat du monde occidental, devenu héros dans la Chine de Mao Tsé-Toung.

À mesure que j'en apprenais davantage sur Bethune, au cours de mes trois années de recherche, plusieurs pressentiments importants à son sujet parurent se préciser. Même si sa vie personnelle demeurait en soi fascinante, sa vie publique était plus étonnante que chez la plupart des gens; et j'ai alors compris comment sa vie avait pris un essor vertigineux depuis le petit milieu restreint de sa jeunesse ontarienne jusqu'à son rôle héroïque dans la plus grande révolution de l'histoire. J'ai commencé à comprendre alors pourquoi il n'avait jamais connu le succès et le confort que la vie semblait d'abord lui promettre, et pourquoi il avait accepté un travail exténuant et périlleux au Canada et en Chine. J'ai vu également de quelle manière il avait réalisé la nécessité de tout risquer pour les besoins d'une cause et d'y jouer un rôle de premier plan. Il avait besoin de réaliser de grandes choses et d'en être louangé, il voulait qu'on applaudisse à ses performances.

J'ai parlé à de nombreuses personnes qui l'ont connu au Canada, aux États-Unis, en Chine, en Espagne et en Angleterre. Selon certains, c'était un rebelle instable, ennemi de tout conformisme, mû par un désir de gloire personnelle; c'était aux yeux des autres, un homme désintéressé, généreux et brillant, des années en avance sur son temps, dont le dévouement à sa profession était exceptionnel. Chacun conservait de lui un souvenir vivace; chacun avait des anecdotes à raconter, des opinions à émettre à son sujet, très souvent contradictoires. Au début, j'avais du mal à croire qu'elles concernaient toutes le même homme.

Comme nombre d'autres familles canadiennes de l'époque, la famille Béthune croyait au dévouement envers son prochain, et cette croyance revêtait une forme évangélique. Ce n'est pas par simple hasard que la plupart des associés de Bethune en Chine et de nombreux autres en Espagne aient été des Canadiens, qu'il ait été soutenu, surtout en Espagne, grâce à des fonds versés par la population du Canada par l'entremise d'organismes bénévoles et de secours. Il tenait de la tradition d'autres grands hommes comme Lester Pearson, Frederick Banting et Sir William Osler.

La légende de Bethune si exaltante qu'elle soit, demeure incomplète. Aussi ai-je pour ma part tenté dans ce livre de comprendre et de décrire l'homme tel qu'il a vécu.

R.S.
Toronto et
Guadalajara (Mexique)
juin 1973

Souvenez-vous toujours que mon père était évangéliste et que je descends d'une race d'hommes violents, instables, aux convictions passionnées, obstinés, intolérants, mais pourtant malgré tout cela, ayant une vision de la vérité et la ferme volonté de l'atteindre, même si cela les conduit comme c'est le cas de ma famille, à leur destruction.

Norman Bethune à Marian Scott, 1935.

une race d'hommes passionnés

C'EST l'hérédité qui détermine les principaux traits du caractère. Si certains Bethune se sont établis en Écosse au XIe siècle, d'où leurs descendants partirent pour le Canada, nous n'en pouvons pas moins les retracer plus tôt encore au sein de la petite noblesse normande. Quand Norman Bethune, comme il le faisait souvent, songeait à ses ancêtres, il pouvait évoquer des nobles catholiques du Moyen Âge, des calvinistes de la Renaissance, un célèbre ministre des Finances du roi de France, ainsi que plusieurs évêques.

Angus, arrière-grand-père de Norman, commerçant de fourrures qui devait rapidement gravir les échelons de la Compagnie du Nord-Ouest pour en devenir un associé, appartenait à la lignée aventureuse, turbulente et avide de vérité de la famille. Son fils, le Dr Norman Bethune, artiste, écrivain et non-conformiste combattit la caste anglicane de Toronto au sujet des normes religieuses requises pour entrer à *Trinity College*. Quatre autres médecins et lui-même réussirent à fonder la faculté de médecine de cette institution d'enseignement en 1850, laquelle admettait les étudiants sans tenir compte de leur appartenance religieuse.

Malcolm Nicolson, fils du précédent père de Norman, tenait de son turbulent grand-père, du moins dans sa jeunesse. À peine était-il diplômé du Upper Canada College qu'il se lançait dans une vie instable et aventureuse à travers le monde. Juste avant de passer le cap de la trentaine, cependant, il rencontrait à Hawaii, Elizabeth Ann Goodwin, missionnaire évangéliste d'origine anglaise. L'attrait immédiat qu'ils éprouvèrent l'un pour l'autre non seulement aboutit à leur mariage, mais incita Malcolm à renoncer à son ancien mode de vie pour adopter l'état ecclésiastique.

C'est à Gravenhurst, à la limite de la région des Lacs Muskoka, à une centaine de milles au nord de Toronto, que le Révérend Bethune commença à exercer une nouvelle profession. À cause des dix-sept moulins qui taillaient des milliers de pieds de planches dans les forêts de pins situées dans les collines avoisinantes, les journalistes appelaient cet endroit « Sawdust City » (Ville du Bran de scie). Les Bethune, ainsi que leur fille Janet Louise, âgée d'un an, emménageaient en juin 1889, dans leur presbytère, maison de bois équarri de dix pièces, située rue Jolin[1]. C'est là que naît Henry Norman Bethune le 3 mars 1890[2]. Deux ans plus tard naîtra son frère Malcolm Goodwin.

Le Révérend Bethune acquiert rapidement la réputation d'être un prédicateur sévère et convaincu: « Le Révérend Bethune avait coutume de prêcher le matin aux « soi-disant chrétiens » et de redevenir un peu plus évangélique le soir, alors qu'il tentait de rejoindre les jeunes qui n'étaient pas aussi pénétrés que leurs aînés des préceptes de la Sainte Écriture[3] ». De tempérament fougueux, méprisant les « soi-disant chrétiens » dont la ferveur religieuse se bornait à assister au service dominical, il houspilla un jour l'un de ses vieux paroissiens qui s'était assoupi pendant le sermon. La férocité de son attaque lui valut d'être destitué[4].

Après avoir passé trois ans à Gravenhurst, il déménage avec sa famille à Beaverton, sur les rives du lac Simcoe. Quatre ans plus tard, la famille Bethune se retrouve à Toronto, où Norman commence à fréquenter l'école; puis, après deux ans, à Aylmer, dans le sud-ouest ontarien, avant de revenir à Toronto en 1901, où les Bethune vivent deux autres années; après quoi ils s'en vont à Blind River, dans le nord de l'Ontario. À Sault-Sainte-Marie, où ils ne demeurent pas longtemps, Norman termine sa première année d'école secondaire en 1904.

Plus tard cette même année-là, le Révérend Bethune déménage à Owen Sound, sur la rive sud de la baie Georgienne, où Norman termine son école secondaire à dix-sept ans. À l'exception de ses quelques années torontoises, Norman a passé la plus grande partie de son enfance dans les campagnes boisées des environs des Grands Lacs où, à l'instar du poète Wilfred Campbell et du peintre Tom Thomson, qui tous deux grandirent près d'Owen Sound, il acquit un amour profond de la nature. Il aimait nager, pêcher, et gambader sur les troncs d'arbres flottants qu'il faisait rouler dans l'eau à la manière des bûcherons. Diplômé du *Owen Sound Collegial Institute*, il retourne vers le nord pour travailler un an dans un camp de bûcherons de la région d'Algoma.

Il est curieux, intelligent, indépendant et très audacieux. À six ans, il décide d'explorer Toronto. En fin d'après-midi, ses parents affolés lancent la police à ses trousses. Pendant qu'on le recherche encore, à la tombée du jour, Norman rentre à la maison et, mine de rien, explique qu'il a traversé la ville à pied, promenade de près de dix milles. Quelques années plus tard, alors qu'il patine sur une rivière gelée avec d'autres garçons, la glace cède et l'un d'eux bascule dans l'eau. Pendant que les autres se sauvent atterrés, il retire calmement des eaux le garçon à demi noyé et le traîne jusqu'au rivage.

Avant même d'avoir atteint sa dixième année, il devient conscient de ses droits comme individu et est prêt à se battre pour les préserver. Durant l'été, la famille loue une maisonnette au lac Érié, mais le propriétaire n'accepte de laisser jouer les enfants sur le terrain que si le Révérend Bethune débourse un supplément de cinq dollars. Norman est furieux à la fois contre le propriétaire qui fait preuve d'une aussi injuste exigence et contre son père qui ne proteste pas[5].

Son franc-parler et son indépendance d'esprit provoquent de fréquents conflits avec ses parents. Tous deux, — sa mère surtout, volontaire et fervente évangéliste — avaient décidé d'élever Norman dans l'obéissance et la crainte de Dieu. Il se querelle avec son père, qu'il respecte beaucoup moins que sa mère[6]: «Mon père et moi, devait-il dire un jour, nous avons vécu ensemble la classique histoire de haine[7]». Bethune se souvenait aussi qu'un jour son père lui avait collé le visage contre le sol, le forçant à manger de la terre pour lui apprendre l'humilité[8]. Méprisant la faiblesse humaine, il n'oubliera jamais que son père le disputait, pour ensuite monter à sa chambre le supplier, en sanglotant, de lui accorder son pardon[9].

Ces vigoureuses tentatives visant à discipliner Norman ont contribué à façonner cette double personnalité qui déroutera tellement ses amis et ses collègues par la suite. Les contraintes que lui imposent ses parents accentuent son désir d'explorer toutes les facettes de la vie, et particulièrement celles qu'on veut lui interdire. Mais, en même temps, on l'encourage constamment à maintenir cette tradition de l'altruisme qui est l'apanage des Bethune, ce qui ne manque pas d'influencer le jeune homme. La lutte commence tôt entre, d'une part, l'obéissance et l'altruisme et, d'autre part, la rébellion et l'indépendance égoïste; cette lutte caractérisera son tempérament toute sa vie. Il aura toujours tendance à la fois à servir et à dominer.

En janvier 1909, il trouve du travail dans l'enseignement à Edgely, hameau situé à quelques milles au nord de Toronto. Les élèves, de la première à la huitième année, occupent l'unique pièce du bâtiment, et certains d'entre eux sont à peine plus jeunes d'un an ou deux que leur professeur de dix-huit ans. Vêtu de façon excentrique, il n'aura jamais l'air d'un professeur, bien qu'il fût strict au chapitre de la discipline[10]. Un ancien élève se souvient d'avoir souvent vu «... plusieurs garçons alignés à quatre heures pour recevoir le châtiment que leur infligerait M. Bethune[11]. Le martinet ne suffisant apparemment pas à les contenir, plusieurs confrontations physiques avaient lieu entre Bethune et ses élèves avant que ceux-ci ne décident de faire appel à du renfort. Mais la vie rude du camp de bûcherons d'Algoma avait fait de Norman un homme aux épaules larges, à la démarche nerveuse et vive. Il avait appris à se défendre avec une telle adresse qu'un de ses anciens élèves rappelle qu'il «... était un bon boxeur. Ses adversaires avaient emmené un homme plus âgé que lui qui ne pouvait pourtant pas l'atteindre[12].» À leur grand désarroi, Norman couche leur champion au sol plusieurs fois avant que celui-ci ne s'enfuit. Après ce combat rapide et décisif, la discipline cessa de poser un problème. Au terme de l'année scolaire, en juin 1909, Norman reçoit son traitement de $269.00 et quitte Edgely pour les vacances d'été.

Au cours de son année d'enseignement, ses parents déménagent rue Harbord, à Toronto, à deux pas du campus de l'Université de Toronto, où, grâce à son dossier scolaire, il entre au University College pour y étudier la physiologie et la biochimie. Il n'obtient que peu de succès dans ses études au cours des deux premières années. En première, un 62 en sciences naturelles est sa plus forte note, et il doit subir des examens supplémentaires en français, en allemand et en latin avant de pouvoir poursuivre ses études, mésaventure qui se répétera l'année suivante, en allemand cette fois, même si l'ensemble accuse une légère amélioration.

Après deux ans d'une vie universitaire en milieu urbain, il s'impatiente et désire changer de décor. Il sollicite un poste d'enseignant dans une espèce de collège de brousse appelé *Frontier College*, où l'on expérimente des techniques inusitées d'éducation. Fondée en 1899 par le Révérend Alfred Fitzpatrick, cette institution dispense une éducation rudimentaire, et particulièrement un entraînement en anglais aux immigrants qui travaillent dans les camps de bûcherons, les mines, et sur les chemins de fer du Nord canadien. Grâce à des ententes intervenues entre Fitzpatrick et les entreprises de construction forestières, hydro-électriques et ferroviaires, on loge gratuitement les étudiants universitaires. En retour, ceux-ci travaillent le jour et enseignent le soir à leurs camarades de travail.

Norman se présente aux bureaux de la *Victoria Harbour Lumber Company*, à Whitefish, sur la rive Nord de la baie Georgienne, le 19 octobre 1911, muni, pour le contremaître, d'une lettre de recommandation du Révérend Fitzpatrick qui le décrit comme «...un habitué de la vie rude...»[13]. Le jour, il manie la hache; le soir, il dirige la salle de lecture[14]. Dès son premier rapport, il écrit: «J'ai commencé à travailler sur la route, et dois admettre que je trouve les résultats un peu pénibles: des ampoules et tous les symptômes d'une colonne vertébrale nouée. Toutefois, j'apprécie cette vie et suis sûr que plus tard je l'aimerai beaucoup[15].» L'un de ses premiers gestes fut de demander des exemplaires du *Illustrated London News*, du *Saturday Evening Post*, un dictionnaire, des versions de la bible, une douzaine de recueils d'hymnes d'Alexander, utilisés par le revivaliste, dans lesquels on trouve « Where is My Wandering Boy Tonight» et toutes sortes de chansons de ce genre. Une note disait: «Ceci n'est pas une plaisanterie».

La veille du jour de l'an 1911, il rapporte à Fitzpatrick que «... le jour de Noël, les classes ont été réduites de beaucoup parce qu'on fêtait selon la coutume»; il demande par la même occasion un ressort de phonographe en incluant un dessin précis et une description détaillée de la pièce brisée[16]. Il n'avait jamais étudié les beaux-arts et son talent était inné. Il ajoute à l'intention de Fitzpatrick qu'il a administré les premiers soins à un travailleur polonais qui avait subi une fracture, «... une fracture simple du tibia... Je vais le transporter à Whitefish et télégraphier à l'ambulance qu'elle vienne le prendre au train à Sudbury[18].» À la fermeture du camp, au printemps, Norman part en voyage à travers le Michigan et le Minnesota, puis termine son odyssée à Winnipeg où il devient reporter au Telegram.

Le reportage et la vie de citadin le gênent trop dans ses mouvements. En juillet, il écrit au Révérend Fitzpatrick pour lui demander un poste d'instructeur dans un camp ferroviaire ou dans un chantier de construction. Mais on n'accède pas à son désir de «... retourner de nouveau au grand air durant les trois mois qui viennent[19].» Aucun poste ne lui étant disponible, l'automne venu, il retourne à l'université. L'année passée au Frontier College semble l'avoir assagi. On l'admet en deuxième année de médecine à l'Université de Toronto, à condition qu'il suive en même temps un cours de première année en embryologie. Libéré des cours de langue qu'il déteste, il obtient plus de succès durant les deux années suivantes, obtenant une moyenne de 69% en 1913, et de 66% en 1914.

Quand la Grande-Bretagne déclare la guerre, le Canada se trouve du même coup en guerre. D'un bout à l'autre de l'Ontario, ce conflit mondial enfièvre les foules, et, peu après le début des hostilités, des centres de recrutement ouvrent leurs portes. Bethune n'hésite pas. Il se rend à Valcartier, au Québec, où il s'enrôle le 8 septembre 1914 dans la 2e Ambulance de campagne du corps médical de l'armée. Son dossier militaire le décrit comme un homme de 5'10½" dont l'expansion thoracique atteint 38", aux yeux bleus et aux cheveux bruns. Sa santé est excellente[20].

Après une brève instruction, il arrive en Angleterre à bord du S.S. Cassandra pour y suivre un entraînement plus intensif. Un ami rappelle en ces termes sa témérité: «Quand nous nous sommes enrôlés dans l'ambulance de campagne... ses escapades faisaient parfois l'objet des conversations de tous et de chacun. Je pense qu'il a réussi à se rendre à Paris juste après notre arrivée en Angleterre; quand nous avons reçu nos nouvelles ambulances motorisées, Norman s'est porté volontaire pour en conduire une qu'il a rapidement mise hors de service[21]». Plus tard, il s'est vanté d'avoir été le premier Canadien à entrer dans Paris durant la Première Guerre Mondiale. Lorsque la police militaire l'arrêta, il écarta les questions, expliquant qu'en sa qualité de membre du service de renseignements, il n'avait pas à révéler son identité[22].

Son unité débarque en France en février 1915, et il se retrouve brancardier à un laboratoire mobile de campagne qu'on envoie, sur demande, traiter les blessés des tranchées. Blessé lui-même le 29 avril 1915 par un éclat d'obus qui lui traverse la jambe gauche sous le genou, il est évacué deux jours plus tard dans un hôpital de Cambridge, en Angleterre, où sa convalescence dure presque trois mois. En poste à Shorncliffe après une semaine de congé au Union Jack Club, à Londres, il reste en service trois mois encore avant d'être renvoyé chez lui et réformé dès son arrivée à Québec, le 15 novembre 1915, à bord du S.S. Scandinavian. À l'exception d'une note datée du 8 avril 1915 qui se lit comme suit: «Absent de son poste de 4 h. 15 à 5 h. 15 de l'après-midi. Réprimandé», rien n'entache son dossier. Le procès-verbal de sa libération qualifie d'« exemplaires » ses qualités militaires.

Au moment où le besoin de médecins au front devient pressant, on lui demande, ainsi qu'à d'autres, de terminer ses études médicales. Décidé à obtenir son diplôme par cours accélérés, il retourne à l'Université de Toronto*. En avril 1916, il termine sa quatrième année et, sans prendre de vacances, sa cinquième année en décembre de la même année. En quatrième année, il obtient sa meilleure moyenne avec 73%; la dernière année, elle baisse à 68%. Un confrère rappelle ce qui suit:

« Il avait la réputation d'être un individualiste caractérisé, et la plupart d'entre nous sentions que nous ne le connaissions pas très bien... Je le classerais parmi les bons étudiants. Toujours bien vêtu, il semblait toujours laisser son esprit vagabonder vers d'autres sujets que la médecine. Nous pensions qu'il avait des opinions socialistes bien arrêtées, et il n'y a aucun doute que plusieurs d'entre elles étaient fondées. Il s'intéressait toujours beaucoup aux besoins de l'homme du commun. En somme, il était pour nous, une espèce d'énigme[25] ».

Un autre confrère se souvient que « ... quand Bethune est revenu, il était blessé. Pas très grièvement, mais il boitait beaucoup. Il ne l'oubliait pas un instant. Sa présence, il la faisait sentir en étant un peu étrange, un peu bizarre. Chacun savait que Bethune se trouvait dans la classe[26]. » Norman Bethune reçoit son diplôme de bachelier en médecine en décembre 1916, lors d'une collation spéciale des grades de la Faculté de médecine. Parmi ses confrères: le découvreur de l'insuline, Frederick Banting.

Durant le mois qui suit la collation des grades, Bethune prend congé et rend visite à ses amis, après quoi il se rend à Stratford, en Ontario, pour y remplacer le Dr J.A. Robertson et son fils Lorne, médecin lui aussi, pendant

---

* À son retour à l'université, Bethune insiste pour que l'on prononce son nom « Bay-'tune », puisque ses ancêtres venaient du nord de la France et qu'il avait connu le feu de l'action près du village français de Béthune, dans le nord-est[23]. Plus tard, au début des années 1920, il devait affectionner pour un temps la prononciation 'Bee-tun, après avoir appris qu'on le prononçait souvent dans les Îles britanniques[24].

leurs vacances. C'est ainsi que le Dr Norman Bethune traite ses premiers malades en pratique privée à Stratford, du mois de février au mois d'avril 1917.

Plus tard au cours du printemps, une jeune fille qu'il n'a jamais vue l'accoste dans une rue de Toronto et lui demande pourquoi il ne combat pas dans les tranchées européennes. Avant même qu'il ait le temps de lui répondre, elle épingle sur son veston la plume blanche de la lâcheté[27]. Moins d'un mois plus tard, il demandait son admission dans la Royal Navy à titre de médecin militaire à l'hôpital Chatham, en Angleterre, poste qui lui fut accordé au grade de lieutenant.

Ses états de service dans la Royal Navy révèlent sa nature indépendante et ses manières franches. En juillet 1917, un officier supérieur le réprimande sévèrement pour «...ses remarques indiscrètes en public[28]», mais on ne prend contre lui aucune mesure disciplinaire. Il sert en mer pour la première fois à bord de l'un des rares porte-avions de la Royal Navy, le HMS Pesagus, durant quatorze mois jusqu'en octobre 1918, alors qu'on l'hospitalise pour l'opérer d'une hernie. Bethune célébrera l'armistice à l'hôpital, en compagnie des autres malades. L'officier commandant écrit, avant sa démobilisation, que les capacités de Bethune sont «supérieures à la moyenne» et «... qu'il s'est vivement intéressé au bien-être commun, tant des officiers que des hommes, ainsi qu'à l'étude de l'influence des maladies sur les membres de la *Royal Navy*.

Bethune a toujours aimé les enfants. Aussi, décide-t-il après sa démobilisation le 9 février 1919 de se spécialiser dans les maladies infantiles. Il commence son premier internat au célèbre hôpital pour enfants malades, de la rue Great Ormond, à Londres. Plus tard au cours du même mois, il devient médecin résidant et s'astreint à un entraînement de six mois[29].

Si la guerre avait satisfait, par ses aspects les plus exaltants et les plus dramatiques, sa soif d'aventure, elle ne l'en avait pas moins perturbé davantage. Il avait en effet appris durant les cinq années consécutives à son enrôlement, à relever des défis et à savourer le changement. Son unique but, quand il entre à l'hôpital pour enfants malades, est de prendre soin de ceux-ci et de poursuivre sa quête d'expérience. Un jeune Canadien, le Dr Graham Ross, qui étudiait la pédiatrie et le côtoyait tant à cette époque que plus tard à Montréal, il se rappelle qu'il semblait « ... entrer en coup de vent, mais à la façon d'un vent maritime frais et, dans ces moments-là, chacun était impressionné non pas par son agressivité, mais par l'assurance avec laquelle il regardait ce qui l'entourait. On sentait qu'il n'avait pas d'inquiétudes, que le monde était son affaire... et qu'il vivait pour s'en saisir[30]. Même si Bethune semble être, pour emprunter les mots d'un médecin anglais, « ... quelque peu présomptueux et agir n'importe comment... d'une façon très peu orthodoxe, même pour un Canadien », il n'en est pas moins aussi « ... amusant, rafraîchissant[31]. » Le docteur Ross ajoute :

Après coup, chacun s'est aperçu qu'il avait de la personnalité. Il choquait plutôt les jeunes hommes sérieux qui travaillaient avec nous... Mais il était quand même aimable. Et il travaillait fort. Il travaillait très fort mais il s'amusait dans la même mesure. Il prenait la ville de haut... Il savourait la vie, et vous vous aperceviez qu'il avait l'intention d'en tirer le meilleur parti possible.[32].

Au cours de son internat à l'hôpital de la rue Great Ormond, il devient l'ami d'une riche anglaise qu'attire ce Canadien fougueux et grégaire. Ses dons d'argent l'aident à poursuivre ses études et à tenir maison à Mayfair, au 14, Bedford Place. Elle continuera durant plusieurs années, après le départ de Bethune de Londres, à envoyer de l'argent à sa mère au Canada[33].

À la fin de son internat, il décide de revenir au pays natal rendre visite à ses parents qu'il n'a pas vus depuis plus de deux ans. Au cours de l'automne 1919, les docteurs Robertson ont de nouveau besoin d'un remplaçant, et Bethune se retrouve au même poste. L'infirmière-réceptionniste des Robertson, Ruth Patton, se souvient qu'il « ... était fauché, comme toujours ; l'argent ne signifiait rien à ses yeux, sinon pour le dépenser[34]. » Durant les deux mois qu'il passe à Stratford, elle découvre que Bethune est un médecin « ... dévoué à sa profession. Il abattait de l'excellente besogne et ses malades l'aimaient beaucoup... Il accordait autant d'importance, sinon plus, aux plus humbles d'entre eux[35].»

Comme à Londres, il aime autant s'amuser que travailler. Jeune célibataire extrêmement séduisant, et avantageux parti, il charme les jeunes femmes de Stratford en même temps qu'il leur manifeste le besoin qu'il a de prévenances. Une compagne se souvient qu'il l'avait accompagnée à une danse, vêtu d'un complet bleu pâle, cravate rouge au cou, et chaussé de souliers jaunes. «Il aimait faire sensation par sa façon excentrique de se vêtir mais, bien sûr, je me sentais profondément humiliée, — j'étais très jeune à l'époque et j'attachais beaucoup d'importance à ce genre de détails[36].» Au terme de ces deux mois, malgré son comportement pour le moins bizarre, un groupe de citoyens de Stratford lui offre de l'aider financièrement s'il consent à y ouvrir un cabinet[37]. Mais Bethune n'est pas prêt à s'établir. Il accepte plutôt une autre offre, celle de remplacer le Dr Ralph Williams à Ingersoll, à quelques milles de Stratford. Un de ses anciens malades rappelle: «Je suis entré dans le bureau du Dr Williams pour y apercevoir un médecin à la fois sérieux et effronté, qui n'y allait pas par quatre chemins, vêtu d'un magnifique tricot artisanal, d'un pantalon de tweed, de bas de tartan rouge et de gros souliers anglais. Je peux encore le voir, les pieds sur le pupitre, tout à fait détendu, comme s'il se fichait de tout[38].»

Bethune semble très original aux yeux de la paisible population d'Ingersoll. Toujours pressé, il mène la Ford modèle T du Dr Williams à grande vitesse à travers la ville[39]. Il donne des fêtes à l'intention des enfants du voisinage. On l'appelle un jour au chevet d'un cultivateur malade et, quand il arrive sur les lieux, la femme, en larmes, se préoccupe beaucoup plus de son incapacité à traire les vaches que de l'état de santé de son mari. «Prêtez-moi le seau», lui lance Bethune et, après avoir examiné le malade, il trait lui-même les vaches[40].

À la suite de son bref séjour à Ingersoll, Bethune est de nouveau instable, sans travail et incertain de son avenir. En février 1920, il s'engage de nouveau dans les forces armées, cette fois en qualité de lieutenant dans le service médical de l'Aviation canadienne en voie de création. Après un tour de service, il demande un congé sans solde qu'on lui accorde le 23 octobre 1920. Quelque temps après avoir obtenu son congé, il quitte le Canada, bien que les dossiers de l'Aviation mentionnent son nom en janvier 1922.[41]

De retour à Londres, il devient officier médical résidant au West London Hospital, termine son deuxième internat en octobre 1921 et entre à la Royal Infirmary d'Edimbourg en vue de se spécialiser en chirurgie[42]. En janvier 1922, il réussit ses examens et, le 3 février, on l'élit membre du Royal College of Surgeons. Quittant Edimbourg, il retourne au West London Hospital en qualité d'officier résidant en chirurgie pour y poursuivre ses études[43]. Dès l'été 1923, Norman Bethune est un jeune chirurgien très en vue qui possède une expérience considérable dans sa spécialité[44].

C'est au cours de l'automne 1920 que Bethune rencontrait à Londres Frances Penney qui devait le charmer, l'exaspérer, l'obséder et l'aimer durant les vingt années suivantes. À la fois belle et délicate, Frances était une femme fastidieuse, aux grands yeux magnifiques et aux longs cils sombres. Musicienne, elle s'intéressait aussi à la littérature, écrivait et parlait le français, mais malgré tous ses dons et talents ne parvenait pas à dissiper un fort complexe d'infériorité. Au premier abord, cette libre assurance dont Bethune fait preuve l'attire[45]. Sa mère s'en plaint, tant c'est évident: «Ah, mon cœur a chaviré quand je l'ai rencontré! je savais qu'il était le genre d'homme à attirer Frances.»

Même s'ils sont attirés très vite l'un vers l'autre, et malgré le caractère obsessif de cette attraction[46], il la fréquente durant trois ans. Bethune est sans le sou et Frances, fille d'une famille écossaise ultra-conservatrice d'Edimbourg, reste sur ses gardes. Son père, Joseph Campbell Penny, est comptable à la Cour d'Écosse et sa mère Margaret Gourlay, vient de Dundee. Bien établie à Edimbourg, et bien nantie, la famille Penney possède une bonne maison et une réputation à toute épreuve. Le manque d'argent peut les avoir forcés à remettre la date de leur mariage, Frances étant, comme Bethune, désespérément inapte aux affaires pécuniaires[47]. Bethune ne tenant pas à demander à sa riche amie de subvenir à la fois à son mariage et à son entraînement médical, ils attendent jusqu'au moment où, en 1923, Frances hérite de l'un de ses oncles[48]. Le mariage a lieu au bureau du registraire de Londres, le 13 août. Clifford Ellingworth, médecin australien et ami de Bethune, sert de témoin. Tout de suite après la cérémonie, Bethune se tourne vers Frances et lui lance: «Je peux te rendre la vie misérable, mais tu ne t'ennuieras jamais avec moi, — je te le promets.» Frances aimerait que l'on développe soigneusement la photographie de leurs noces, mais Bethune ne veut pas attendre et elle ne recevra finalement qu'une «feuille noircie[49]». Ellingworth les accompagne au train. «Frances, lui dit-il, il est vraiment fou de toi[50].» Exaltés et heureux ensemble, du moins dans les débuts, ils partent en voyage de noces sans avoir à tenir compte ni du temps ni de l'argent. Depuis Finch, dans les îles de la Manche, leur première étape, Bethune télégraphie à ses parents: «Marié. Voyage de noces ici. Très heureux. Lettre suit[51].»

Mais Frances perd bientôt ses illusions. En se promenant dans l'île, ils arrivent au bord d'un ravin. Il n'y a pas de raison de le traverser, pense Frances qui se tient au bord, mais Bethune lui lance tout à coup: «J'aimerais mieux te voir morte qu'en proie à la peur.» En sautant le ravin, quelque chose devait mourir en elle. Elle se souvenait d'une légende qu'on lui avait contée des années auparavant à propos d'une dame qui demanda à son chevalier servant de reprendre une rose qu'elle avait lancée dans l'antre du lion pour mettre sa vaillance à l'épreuve. Après avoir réussi l'exploit, le chevalier s'en est allé sans un regard en arrière. Au moment même où il la force à sauter le précipice, une part essentielle d'elle-même se détourne de Bethune. «Regarde-moi avec les yeux mi-clos», lui dit-il plus tard[52].

Quittant Finch, ils entreprennent une tournée du continent, heureux, querelleurs, follement imprévoyants, skiant en Suisse, visitant des galeries d'art en Italie, marchant la main dans la main vers les musées dans les rues de Paris. Frances décrit la métamorphose de Bethune: «L'impact de tout cela sur Bethune était énorme, il était byronien, alors pseudo-romantique. Et bon Dieu qu'il ruait en se défaisant de sa vieille peau[53]. Tandis que Bethune se réserve quelques semaines pour étudier à Vienne au début de 1924, ils s'aperçoivent tout à coup qu'il ne leur reste plus d'argent, à peine assez pour envoyer un télégramme. Bethune laisse Frances à l'hôtel et s'en va seul à la gare prendre l'argent du télégramme de retour. En revenant, il achète dans une boutique une statuette qu'il aime. D'un air penaud, il la tend à Frances, ainsi que quelques pièces de monnaie tassées au fond de son autre main. À la fois incrédule et furieuse, elle lui lance la statuette par la tête mais reprend contenance quelques instants plus tard et lui demande calmement de lui trouver de la colle. En riant, ils réparent ensemble les dégâts, puis sortent dîner en grande tenue de soirée[54].

Tôt en 1924, ils mettent un terme à leurs turbulences et partent pour le Canada. Leurs projets sont vagues. La possibilité de devenir neurologien attire Bethune; il réfléchit quelques jours, le temps pour lui de se convaincre que sa délicate épouse ne supporterait pas d'y vivre, puis ils retournent à Stratford examiner d'autres possibilités.

Le voyage de noces s'estompait dans un passé lointain. Frances devient anxieuse dans la mesure où Bethune semble incapable de se fixer, notant du reste que celui-ci tient la promesse faite le jour de leur mariage.

NOTES

Le dossier Bethune, que l'on trouve dans la salle Toronto Room de la Metropolitan Toronto Library, contient plusieurs de ses lettres personnelles. Les références aux sources utilisées pour la production de Bethune de l'Office National du Film sont divisées en deux catégories: le scénario de post-production (contenant les données effectivement utilisées dans le film) et le dossier de recherche (contenant les données inutilisées dans le film). Les renseignements recueillis par l'auteur et ses assistants de recherche l'ont été sous forme de lettres ou d'enregistrements d'interviews. Les sources de renseignements accessibles à tous, comme les dossiers scolaires, ne sont pas mentionnées

Dans le texte original anglais, on a cru bon, — l'orthographe de Bethune laissant plutôt à désirer par ses excentricités, — de corriger légerement l'épellation et la ponctuation, afin de rendre plus clairs les extraits de ses lettres.

1. Mme T.C. McNeice, résidante de longue date de Gravenhurst, à l'auteur:
2. Le registre des naissances de la province d'Ontario. Bethune, malgré la date officielle de sa naissance, célébrait son anniversaire le 4 mars;
3. Mme McNeice;
4. Janet M. Cree, résidante de Gravenhurst, à l'auteur;
5. Janet Cornell à l'auteur. Les anecdotes au sujet de l'enfance de Bethune ont été racontées par Mme Cornell, nièce de Bethune, et fille de Janet Bethune;
6. Lettre du Dr Richard Brown, dans les dossiers de l'O.N.F. Bethune a souvent parlé des premières années de sa vie au Dr Brown qui a travaillé avec lui en Chine durant trois mois;
7. Lettre de Bethune à Frances Penney, Montréal, le 25 janvier 1929.
8. Marian Scott, amie intime de Bethune, à l'auteur;
9. Harriet Elliston, une amie de Bethune, à l'auteur;
10. Elwood Robb. élève de Bethune, à l'auteur;
11. Allan Smith, élève de Bethune, à l'auteur;
12. Elwood Robb;
13. Lettre du Révérend A. Fitzpatrick au contremaître Robinson, à Toronto, 11 octobre 1911, tirée des documents du Frontier College aux Archives publiques du Canada, à Ottawa. Le Frontier College existe toujours.
14. Alfred Fitzpatrick, The University in Overalls, Toronto, 1923, Annexe C, p. 160;
15. Bethune à Mlle McMeeking, secrétaire du Frontier College, Whitefish, Ontario, le 12 novembre 1911, documents du Frontier College.
18. *Ibidem;*
19. Bethune à Fitzpatrick, Winnipeg, le 16 juillet 1912, documents du Frontier College;
20. Dossiers du ministère de la Défense Nationale. Toutes les données concernant son service militaire proviennent de cette source;
21. Lettre du Dr E.H. Archibald au Dr Gabriel Nadeau, le 4 avril 1941;
22. Lillian Smith, amie de Bethune, à l'auteur. Il n'existe aucune référence à un tel voyage dans le dossier militaire de Bethune;
23. Le Dr C.S. MacDougal, confrère de classe de Bethune, à l'auteur;
24. Frederick Campbell Penney, frère de Frances Penney, à l'auteur;
25. Le Dr W. Pelton Tew à l'auteur;
26. Le Dr MacDougal;
27. Le collègue de Bethune qui a fourni ce renseignement à l'auteur désire conserver l'anonymat;
28. Dossiers de la Royal Navy. Toutes les données concernant ses états de service dans la marine sont tirées de cette source;

29. Rapport annuel de l'Hospital for Sick Children, Londres, Angleterre, 1919, p. 16;
30. Le Dr Graham Ross, scénario de post-production de l'O.N.F.
31. Lettre du Dr T. Twistington Higgins, dossier de recherche de l'O.N.F.;
32. Le Dr Ross à l'auteur;
33. Janet Cornell;
34. Lettre de Ruth Patton, dossier de recherche de l'O.N.F.;
35. *Ibidem.*
36. Ellen Stafford, résidante de Stratford, à l'auteur. Mlle Stafford a obtenu ce renseignement d'une personne qui ne désire pas être identifiée;
37. M.S.W. Rust, malade de Bethune, à l'auteur;
38. Mary F. Sonnenberg, à l'auteur;
39. Le Dr J.G. McDermott, résidant d'Ingersoll, à l'auteur;
40. Le Dr Arnold Branch, collègue de Bethune, à l'auteur;
41. Les renseignements sur la carrière de Bethune dans l'aviation ont été fournies par M.S.F. Wise, de la direction de l'histoire du ministère de la Défense Nationale. Dans une lettre au doyen MacCraken, du Collège de médecine et de chirurgie de Détroit, datée du 26 janvier 1925, Bethune inclut un curriculum vitae dans lequel il affirme avoir été «Médecin militaire senior et Organisateur du secteur médical de l'Aviation canadienne». Un manque de dossiers suffisants au ministère de la Défense Nationale ne permet pas d'accepter ou de rejeter la prétention de Bethune. Dans son dossier de la Royal Navy, une note se réfère à lui comme au «Capitaine H.N. Bethune, O.M.S.» (On His Majesty's Service);
42. Lettre du Secrétaire du West London Hospital, dossier de recherche de l'O.N.F.;
43. Bethune à MacCraken:
44. Bethune a aussi travaillé et étudié à deux autres hôpitaux londoniens, le Chelsea Women's Hospital et le Cancer Hospital (Bethune à MacCraken).
45. Frederick Penney;
46. Mme T.L. McColl à l'auteur. Mme McColl allait à l'école en même temps que Frances à Edimbourg, et l'a connue tout au long de sa vie;
47. *Ibidem.*
48. On estime le montant à 10,000 livres, selon un proche parent qui ne désire pas être identifié;
49. Lettre de Frances Penney à Ted Allan, l'un des auteurs de *The Scalpel, The Sword*, le 29 décembre 1942;
50. *Ibidem.*
51. Le télégramme se trouve en possession de Janet Cornell;
52. Frances à Allan;
53. *Ibidem.*
54. Louis Melzack à l'auteur. M. Melzack a appris cette anecdote de Frances au moment où, après la mort de Bethune, il achetait la statue et certains des livres lui ayant appartenu.

55. Le curriculum vitae de Bethune affirme qu'il a passé deux mois auprès du Dr Alfred W. Adson, neurochirurgien de la clinique Mayo, en 1924. La clinique Mayo est incapable de confirmer cette assertion. Clark W. Nelson, archiviste, clinique Mayo, à l'auteur ;

la tuberculose fait son chemin

IMPATIENT, Bethune cherche le moyen de s'enrichir et de réussir rapidement, mais les petites communautés peu progressives de l'Ontario lui offrent peu de perspectives. Il tourne plutôt les yeux vers Détroit, ville dynamique et florissante, dont la population a presque triplé au cours des quatorze années précédentes. L'endroit semble idéal pour un jeune médecin ambitieux, prêt à travailler dur. Dès leur arrivée, à l'automne 1924, Frances et lui louent un appartement au 411, de l'avenue Seldon, à deux pas du centre-ville. Autrefois presque exclusivement résidentiel, le quartier, devenu commercial, prospère comme le reste de la ville.

Durant quelques mois, Bethune travaille dans un bureau situé à un mille de sa résidence; afin de réduire les coûts croissants, il combine bientôt, au début de 1925, résidence et cabinet de travail, au 411 de l'avenue Seldon. L'appartement du 2e étage, aux plafonds hauts, se transforme très vite selon ses goûts. Aux murs de chaque pièce, et même de la cuisine et de la salle de bain; il y accroche des tableaux, dont une œuvre originale d'un impressionniste français achetée au cours du voyage de noces.

Dès son arrivée à Détroit, il avait demandé un permis de pratique médicale du Michigan et il commençait à exercer tôt en décembre. Un mois plus tard, on le nomme «Assistant volontaire» au département de chirurgie de la clinique externe de l'hôpital Harper. Cette nomination importante lui permet d'hospitaliser ses patients en chirurgie et du même coup, lui fait connaître d'autres médecins, grâce à qui on lui réfère des patients en vertu du système d'échanges en usage dans la profession. Peu après avoir obtenu ce poste à l'hôpital Harper, il écrit à

Walter MacCraken, doyen du Detroit College of Medecine and Surgery: « J'aimerais beaucoup m'associer au collège médical et à y combler un poste d'enseignant — maître de conférences, professeur, préparateur[2]. » Les témoignages de trois éminents médecins britanniques accompagnent sa lettre. Tant les lettres de créance que l'empressement évident de Bethune d'accepter n'importe quel poste à la Faculté, impressionnent le doyen MacCraken. Incapable cependant de lui offrir un poste au département de chirurgie, il lui en trouve un à temps partiel comme professeur chargé d'enseigner la rédaction des ordonnances au département de pharmacologie et de thérapie. Bethune accepte sur-le-champ.

Dès le début, le plaisir qu'il éprouve à enseigner se manifeste par la haute estime que lui manifestent ses étudiants. Ancien élève et ami de Bethune, le Dr Edward Kupka se souvient de la leçon inaugurale:

> ...Vêtu d'un costume sport, pipe au bec, il nous dit, avec un accent d'Oxford un peu outré: « Cette matière est d'un ennui mortel, mais vous devez l'apprendre et je dois vous l'enseigner. » Puis, impassible, il nous a donné un cours sur la pratique de la médecine perçue comme un sacerdoce moderne, dont les responsabilités, les embûches et les efforts incessants font partie intégrante... La plupart de ses cours avaient ce côté inattendu. Il y mêlait déontologie, histoire, exhortations et anecdotes, tout cela sur un ton à la fois dramatique et humoristique... Malgré tout, il nous a montré les rudiments de la rédaction des ordonnances[3].

Un autre étudiant rappelle que:

> ...Bethune était une personne du genre à la fois pétulant et jovial. Impeccablement vêtu, il portait souvent un col à longues pointes, une cravate noire, des gants, une canne et un chapeau mou.
>
> Comme professeur, il éveillait l'intérêt avec une espèce d'humour pince-sans-rire, agrémenté d'esprit. Très ponctuel, un jour où il avait dix minutes de retard, il nous a lancé comme entrée en matière: « Messieurs, il n'y a pas de plus grand soulagement que celui de déféquer[4]. »

L'enseignement peu orthodoxe de Bethune, ainsi que ses rapports amicaux tant en classe qu'à l'extérieur enchantent ses étudiants. En opposé à la fois avec la discipline rigoureuse qu'exigent la plupart des professeurs et avec son comportement antérieur à Edgely, il adopte une attitude beaucoup plus nonchalante. Il permet que l'on fume et offre à qui en veut ses propres cigarettes. Souvent même, il amène un groupe d'étudiants palabrer longuement le samedi soir autour d'une table jonchée de verres de bière, dans un tripot du bas de la ville. Aux yeux de plusieurs, Bethune paraît être «... un libéral (un gauchiste) qui semble pencher en faveur des causes radicales, même s'il ne s'identifie à aucune d'entre elles[5].» Ses idées doivent être implicitement gauchistes aux yeux de certains. Un ancien étudiant déclare que «... déjà à ce moment là, il défendait le communisme, et cela, je ne pouvais pas le digérer[6].»

Son ardent désir d'aider les gens moins fortunés s'extériorise, et il trouve souvent du travail à temps partiel aux étudiants ou leur prête de l'argent[7]. Le Dr Kupka l'assiste le jour où il accouche une femme dans un wagon de passagers qui sert à loger des travailleurs mexicains. L'opération est difficile et la famille n'a pas d'argent, mais Bethune refuse d'en demander[8]. Ce n'est pas un cas isolé; jamais il n'hésite quand les infortunés sont dans le besoin. La générosité fait partie intégrante de son caractère, mais le soutien évident qu'il apporte aux pauvres ne nuit nullement à son désir d'atteindre les sommets de sa profession. C'est un jeune homme généreux, élégant, très intelligent et charmant, un fin causeur et un chirurgien compétent. Parfaitement conscient de ces qualités et désireux de s'en servir, il est déterminé à grimper l'échelle médicale vers une position de prestige qui puisse lui assurer la richesse.

À peine capable de gravir le premier échelon au début, il lui faut des mois avant qu'une clientèle suffisante lui permette de faire vivre tant Frances que lui-même. Entre-temps, le couple s'en remet aux restes de l'héritage obéré de Frances. Bethune veut de l'argent non pas pour thésauriser, mais pour acheter des livres, des tableaux et des vêtements. Il apprécie la bonne chère et n'achète que des boissons alcooliques dispendieuses. Au cours des quelques brèves périodes de temps où il gagne de l'argent, il dépense sans compter; pour ce faire, il tente souvent d'exiger autant d'argent qu'il peut en échange de son travail:

...non seulement exigeait-il des sommes énormes quand il le pouvait et les obtenait-il, mais il prenait soin de nombreuses prostituées du voisinage qui, elles aussi, le payaient très bien... Mon père avait dû subir une opération pour laquelle le tarif habituel était de $30 ou $35. Après l'opération, quand mon père lui a demandé combien il lui devait, il s'est fait répondre: «Ce sera $75..» ...J'ai dit que c'était beaucoup plus que ce que nous nous attendions de payer. «Très bien, dit-il, donnez-moi $50.» J'ai dit: «Je n'ai que $30 en poche.» Il les a acceptés.[9]

Peu à peu, sa salle d'attente devient plus achalandée, à mesure que se multiplient ses contacts avec des collègues de l'hôpital Harper et du collège de médecine de Détroit. Même s'il ne possède rien au moment de son installation, il investit bientôt de l'argent et achète une voiture neuve. Tout en épargnant en vue de l'achat d'une maison, Frances et lui déménagent en 1926 aux appartements Charing Cross, beaucoup plus cossus, situés sur l'élégante avenue Jefferson. Les murs de la nouvelle résidence se couvrent des tableaux qu'il a récemment achetés. Il apprécie tout cela, mais ses réussites financières lui coûtent cher, puisqu'elles affaiblissent davantage son mariage déjà chancelant. Pour lui, être occupé signifie être appelé à toute heure du jour ou de la nuit pour une visite à l'hôpital ou à domicile. Frances, pour sa part, n'aime pas Détroit. Elle demeure à la maison, seule, à broder. Non seulement n'aime-t-elle pas les habitants de Détroit, mais même l'ensemble des Américains, qu'elle trouve médiocres et vulgaires. Elle décrira les États-Unis comme «... le seul pays au monde à avoir connu la décadence sans passer par la civilisation[10].» Bethune partage ses sentiments, du moins en ce qui concerne Détroit: «... que cet endroit est sale! épouvantablement malpropre, c'est terrible. Les gens ont l'air... vulgaire et brutal... J'aimerais qu'il n'en soit pas ainsi, mais ce n'est que trop vrai[11].»

Détroit les déprime tous deux, et ils se querellent pour des questions d'argent. L'insouciance de leur voyage de noces a drainé une bonne part de l'héritage de Frances. Le reste a servi à Bethune à établir son cabinet à Détroit. Sa perception de l'avenir, de sa propre valeur, son aveuglement devant leur situation présente font qu'en dépensant, il vit très au-dessus de leurs moyens. Pourtant, sa générosité, qu'elle se porte sur lui-même ou sur autrui, ainsi que le genre d'ambitions qu'il caresse, dépassent l'entendement de la précautionneuse Frances. Ils se querellent constamment à propos de nourriture, de vêtements, de littérature, comme ils le faisaient déjà à propos d'argent. Elle commence à s'apercevoir que la forte personnalité de Bethune la domine et, en même temps, à craindre son irresponsabilité financière. Au cours de l'automne, elle le quitte pour se rendre en Nouvelle-Ecosse voir une amie du temps où elle fréquentait l'école à Edimbourg[12]. Plutôt que de revenir à Bethune, elle traverse le continent et passe les Fêtes en Californie, en compagnie de son frère[13].

Aussitôt après son départ, Bethune se repent et, regrettant amèrement de l'avoir forcée à le quitter, il lui déclare son amour dans une lettre :

> Avant tout, permets-moi de te donner tout de suite l'assurance que je t'aime et t'adore toujours, ma très chère. Tu me manques affreusement mais, paradoxalement, je ne voudrais pour rien au monde ne pas connaître ce sentiment. Alors, si tu le veux bien, reste un peu plus longtemps. Bien sûr, quand tu reviendras, tu devras supporter avec courage la tendresse accumulée durant ces éternités.[14]

Frances revient effectivement en 1926, mais resurgissent, dès son retour, les vieilles scènes de ménage. La solitude dans laquelle il a vécu durant son absence, ainsi que la tension émotive qu'ils éprouvent tous deux au retour de Frances, sans compter la charge de travail grandissante du jeune médecin, commencent à les épuiser tous deux.

Depuis quelque temps, du reste, il se fatigue aisément et décide de se faire examiner par un collègue, le Dr J. Burns Amberson. Le diagnostic établit qu'il souffre d'une maladie « ... pulmonaire... une tuberculose de peu de gravité. Les symptômes sont bénins et l'état général du malade est bon. La perspective de guérison reste favorable pour peu qu'il soit traité au sanatorium[15]». Le Dr Amberson le presse de chercher à entrer au sanatorium Trudeau, sur les rives du lac Saranac, dans l'État de New York. À la fois intrigué et furieux de cette interruption dans sa carrière ambitieuse, mais déterminé à obtenir les meilleurs soins possibles, il cesse de travailler le 1er octobre et quitte Détroit. On ne peut lui faire une place à Trudeau et il en est quitte pour laisser son nom sur la liste d'attente du sanatorium avant de partir pour son village natal, Gravenhurst, où il trouve une place au sanatorium Calydor. Sous les soins du Dr Charles D. Parfitt, un des pionniers de la recherche sur la tuberculose et du traitement de cette maladie au Canada, il y passe deux mois misérable et agité. Il déteste profondément être astreint à vivre étendu dans un lit, et une ancienne infirmière de Calydor rappelle qu'il «... prenait plutôt en mauvaise part l'idée même du traitement[16].»

À Calydor, autre chose que sa santé le préoccupe. Des visions de Frances et de ses obligations grandissantes accaparent presque entièrement sa pensée. Ils se sont séparés de nouveau au moment où il entrait à l'hôpital, et elle avait décidé de retourner vivre au sein de sa famille à Edimbourg. Avant son départ, il lui écrit:

> ...Ma chère enfant, ne t'inquiète pas, ne fais pas de façons. Tu peux dire à tes proches que j'ai pris ton argent, que je l'ai gaspillé, que je t'ai laissée dans l'embarras et que pourrait-on dire sinon de te traiter de sotte et moi de fripon pour avoir agi ainsi? Tu n'as rien fait de mal sinon de t'en remettre, ainsi que ton argent, à un homme qui n'appréciait pas l'un et ne faisait pas attention à l'autre. Mais laisse-moi d'abord me relever, recouvrer la santé, et je rembourserai.
>
> ...Tu es toi-même une entité propre et indépendante, comme une petite île fortifiée qui n'as pas besoin de relations avec le monde extérieur pour préserver la vie et ses attributs... je déteste vraiment ce combat qui t'attend à Edimbourg — les explications inutiles, les explications toutes inexplicables quand on connaît a priori la nécessité (ou ce qui semble être une nécessité) de faire attention. Ce qui me rappelle l'aphorisme de Samuel Butler selon lequel l'homme naît bardé de deux illusions: celle de la nécessité et celle du bonheur. Je souhaiterais être à même de t'aider. Écrire notre histoire à ta mère me ferait-il du

bien? J'ai trouvé notre mariage merveilleux. Si c'était à recommencer, c'est encore toi que je voudrais, ma chérie, à mes cotés... Tiens le coup ... nous, toi et moi, les battrons tout de même. Le seul fait de penser à toi me rend âpre au combat.[17]

Légère consolation: il se trouve enfin éloigné de Détroit. «Mon assurance-santé, écrit-il dans la même lettre à Frances, coûte $8 par jour... S'il ne peut le faire fonctionner, le Dr Newfield peut trouver quelqu'un d'autre pour le 411, puisqu'il s'agit là d'une mine d'or si on s'en occupe décemment, mais, Dieu merci, je suis sorti de ce trou.» Ce léger soulagement ne réussit pas à endiguer une tristesse grandissante qu'il révèle dans une lettre au Dr Kupka:

...Je suis ... quelquefois agité. Je suis beaucoup trop le produit de ma génération pour concevoir comme tragique ma situation, — il y a pas eu de tragédie depuis la guerre. Je suis obligé de considérer cette situation avec un air renfrogné, du moins avec un haussement d'épaules devant un monde futile et tout à fait risible, et de m'y voir comme un personnage tout aussi risible et futile. Incapable de m'en remettre à des voies qui donneraient un sens, bien que mystérieux, au Projet Caché de la vie, et ayant complètement abandonné l'idée anthropologique de Dieu, il ne me reste que peu de réconfort dans la conception d'une Force Vitale, et l'on en est réduit à la consolation de voir ses compagnons de souffrance et ses amis élevés sur l'autel comme un ciboire.

Son attitude est typiquement ambivalente. Dans la même lettre, il écrit:

Des nouvelles? Eh bien, je suis toujours au lit et j'y serai peut-être pendant un mois encore. Il est étrange qu'après une période de rébellion initiale, on en vienne à accepter une forme de vie, je veux dire un mode, évidemment, pas une forme, — qui répugne, ou qui répugnait jusqu'à maintenant, à ce que l'on croit être son propre tempérament... Bon, assez de tout ça, — je me sens bien et on me dit que je m'améliore... bien entendu, je me rétablirai, mais l'intervalle est ennuyeux[18].

Au début de décembre, on lui trouve une place à Trudeau et, après un bref séjour dans un sanatorium situé à l'extérieur de London, en Ontario, il y arrive le 16 décembre 1926.

Le sanatorium Trudeau a été fondé par le Dr Edward Livingstone Trudeau (1848-1915), médecin new-yorkais d'origine suisse. Gravement affligé par une tuberculose pulmonaire, il s'en était allé dans les Adirondack, dans le haut de l'État de New York, pour y passer ce qu'il croyait être ses derniers mois de vie à chasser et à pêcher. L'air pur et le bienfait psychologique de se trouver dans un environnement qu'il aimait améliorèrent son état physique de façon remarquable. En 1876, comme il recouvrait lentement la santé, il emmena sa femme et ses enfants vivre avec lui. Il recommença finalement à exercer la médecine et décida bientôt que d'autres tuberculeux pourraient suivre le même chemin que lui et récupérer. En 1884, grâce à l'aide pécuniaire de riches amis, il supervisa la construction du premier chalet, le «Little Red», posant ainsi les fondations de l'Adirondack Cottage Sanatorium[19].

Quand Bethune y arrive, le Sanatorium Trudeau (ainsi rebaptisé en 1917) avait acquis une renommée mondiale. Il s'était agrandi au point de devenir une vaste institution, comprenant vingt-huit chalets, deux infirmeries, une bibliothèque, un laboratoire, un pavillon médical où l'on recevait les malades, un atelier de thérapie, une résidence pour les infirmières, une chapelle et un bureau de poste. Cet ensemble de bâtiments s'étalait sur plusieurs acres aux flancs du mont Pisgah couvert de pins, juste à l'extérieur d'un endroit de villégiature, le village Saranac Lake. En 1926, un personnel de 200 employés peut s'occuper de 160 malades, durant six mois, laps de temps maximum auquel on limite alors leur cure.

L'admission à Trudeau était restreinte aux «... malades qui en sont aux premières phases de la tuberculose pulmonaire et exempts de complications graves.» Pour un montant hebdomadaire de $15 qui couvrait les frais de logement, de nourriture et du traitement médical, ils pouvaient y demeurer six mois. Parfois, un malade qui voulait y demeurer plus longtemps et qui pouvait convaincre un autre malade de lui laisser partager une chambre dans un des chalets, obtenait la permission d'y demeurer en tant qu'ex-patient.

Le but du Dr Trudeau était d'apprendre aux tuberculeux à vivre avec une maladie qui, croyait-il, ne pouvait jamais tout à fait être guérie, mais seulement enrayée dans sa progression. Le sanatorium offrait «... à des personnes qui en étaient aux premières phases de la tuberculose pulmonaire, et dont les moyens étaient limités, les avantages d'un changement de climat au sein d'un environnement idéal, d'une vie au grand air bien réglée, d'une surveillance médicale, et des méthodes de traitement les plus reconnues.» Trudeau et ses successeurs croyaient que le repos était la méthode de traitement la plus appropriée. Avant l'avènement des antibiotiques, les médecins étaient convaincus que le repos empêchait la tuberculose de progresser. Après une période initiale et obligatoire de repos, on permettait de légers exercices. Des médecins tels que Hugh («gardez-les un an au lit») Kinghorn insistait sur une stricte routine[20]. Même après que les patients avaient pu recommencer à se promener et qu'on leur avait accordé la relative liberté de vivre dans les chalets, une patrouille d'infirmières imposait le couvre-feu à dix heures tous les soirs.

À son arrivée, on installe Bethune à l'infirmerie Luddington où il reste alité jusqu'au 14 janvier 1927. Il s'agit de la première et dernière fois qu'il obéit rigoureusement aux règlements du sanatorium. Turbulent, peu enclin à ce qu'on contrôle ses faits et gestes, il se révolte contre ce traitement qui le force à garder le lit. Depuis toujours, l'autorité lui répugne et, à mesure que les années passent, il s'y oppose plus ouvertement, avec une plus grande assurance. Dans la mesure même où il se méfie presque jusqu'à l'obsession de ceux qui exercent un pouvoir, il veut modifier et manier les institutions et les individus. À Trudeau, ce trait de caractère paradoxal se manifeste de deux manières. Chaque fois que l'occasion se présente, il s'arrange pour contrevenir aux divers règlements qui régissent la conduite des malades. En même temps, il rêve d'un projet grandiose visant à la création d'une université Trudeau. La présence dynamique de Bethune accentue le sentiment de camaraderie qui existe chez les malades: les anecdotes de ce médecin canadien excentrique et humoriste circulent aussitôt dans l'atmosphère terne de Trudeau.

Bethune arrive au sanatorium muni d'un service à thé en argent et de chandelles qu'il parvient à utiliser tous les jours. L'infirmière en chef de l'infirmerie Luddington donne des ordres pour qu'il reçoive «... sa tasse quotidienne de thé canadien[21]». Ayant obtenu la permission de quitter son lit, il se coiffe de son chapeau haut de forme et, tapant de la canne, se pavane en pyjama dans les salles communes[22]. Les étudiantes le trouvent «... un drôle de bonhomme, excentrique mais attrayant, qui aime à défier les gens, s'amuser avec eux, parfois leur crier au visage, mais toujours avec une lueur diabolique dans les yeux[23]».

À la mi-janvier, on le déménage dans un des chalets en compagnie du Dr John B. Barnwell, jeune médecin américain qui devait devenir son meilleur ami et son défenseur le plus acharné tout au long de sa vie. Chaque mois, les pensionnaires des chalets bénéficient de trois permissions de quitter les lieux, mais trois nuits ne suffisent ni à Bethune ni à Barnwell. Ils imaginent un moyen d'éviter la patrouille nocturne des infirmières. Bethune bourre le blouson de ski de Barnwell de couvertures et d'oreillers, cale le patient imaginaire dans le lit le plus proche de la fenêtre du chalet, puis tous deux se faufilent derrière le gardien de nuit et descendent par la route jusqu'à la taverne Brook's ou même jusque dans le village de Saranac Lake[24]. Comme mesure de précaution supplémentaire, les deux conspirateurs décident de divertir le personnel infirmier au cours d'une fête clandestine. Sous la direction de Bethune, un groupe de malades rassemblent des branches de pins et d'épinettes et décorent gaiement le chalet. Bethune dévoile ensuite sa grande surprise: du vin français qu'il a rapporté en contrebande de Montréal. Les infirmières sont ravies, et ni Bethune ni Barnwell ne seront jamais pris à quitter les lieux.

Un compagnon de cure à Trudeau décrit Bethune comme «... vêtu de façon quelque peu excentrique pour l'époque, coiffé d'un bérêt et fumant à l'aide d'un long porte-cigarettes... il fumait la cigarette dans la salle à manger, ce qui était... interdit[25].» Un technicien de laboratoires Trudeau se souvient que, même si «... Le Dr Bethune contrevenait aux règlements, il n'était pas le seul. Il semblait simplement le faire avec plus d'éclat et plus souvent que les autres[26].»

La lueur diabolique qui fuse des yeux de Bethune cache rarement des intentions malicieuses, mais dérange souvent, quand elle ne leur fait pas peur, les autorités de Trudeau. Une petite école d'infirmières qui porte le nom de son parrain, D. Ogden Mills, fait partie de l'institution. À cause de son expérience en la matière, on demande à Bethune de donner des cours d'anatomie aux infirmières, ce qu'il fait d'une manière à la fois divertissante et instructive. La veille du dernier cours, qui doit porter sur la reproduction, le directeur de l'école annonce, sans explication, que le cours est annulé. On considère le sujet trop explosif pour laisser au malicieux Dr Bethune et à son franc parler le soin de l'aborder[27].

Il a en horreur aussi bien l'ennui et les gens ennuyeux que l'autorité et ceux qui l'exercent. Son esprit travaille toujours en quatrième vitesse. Celui qui sera son patron quelques années plus tard, le Dr Edward Archibald, définit l'esprit de Bethune comme «... une roue de Sainte-Catherine, tournant toujours, lançant toujours des étincelles, et jamais dans la même direction[28].» Presque tout l'attire et retient son attention, même si ce n'est que pour peu de temps. À Trudeau, des limites s'imposent à une personne aussi remuante. Hormis la bibliothèque et l'atelier, la camaraderie avec d'autres malades demeure le seul divertissement possible. Sachant que d'autres personnes partagent son sentiment il ébauche les plans de son projet d'université Trudeau. Il n'ignore pas que de nombreux malades sont remplis de talents et représentent tout un éventail d'occupations et de professions, qu'ils pourraient atténuer leur ennui et donner un sens à leur stage de six mois en donnant des cours portant sur leurs sphères d'activités. Son esprit vivace, capable de construire très vite sur une échelle aussi vaste qu'audacieuse, trace rapidement les grandes lignes qui seraient à la base de cette nouvelle université. En vue d'élargir le corps enseignant et de lui créer un statut, il propose l'affiliation avec plusieurs universités de l'État de New York ainsi qu'avec l'université McGill. Aucun problème possible n'échappe à son attention. Comme on défend, à toutes fins pratiques, l'exercice à la plupart des malades, il étudie même le problème de déplacements entre les cours et suggère l'installation de trottoirs et d'escaliers mobiles. Le problème des coûts de revient ne lui entre jamais dans la tête.

Son entrain caractéristique et son vibrant enthousiasme persuadent à la fin l'administration de l'entendre, bien qu'à contre-cœur, exposer son projet en détail. Barnwell, qui l'accompagne, décrit la rencontre :

> Il l'avait planifiée, mais plutôt dans sa tête que sur papier. Bethune, d'ailleurs, ne se servait que rarement de ses notes. Je doute qu'il n'ait jamais pris le temps de s'asseoir et de mettre tout ça sur papier. Je crois qu'il était assez découragé de l'accueil qu'on lui a fait. Je crois que certains des membres les plus âgés et les plus importants du personnel ont dormi tout au long de son exposé[29].

Bethune s'en déleste en organisant une fête monstre. Il engage un orchestre et invite plusieurs citoyens éminents de Saranac Lake, de même que les autorités du sanatorium Trudeau. Au cours de la soirée, il présente à titre officiel un sac de voyage au directeur médical :

> ...Je ne crois pas que le directeur médical ait tellement apprécié la relation que Bethune établissait peut-être entre les deux occasions : l'établissement de l'université et les déplacements de son directeur. C'était le genre d'ironie dont Bethune était capable et dont nous le soupçonnions tous sans jamais savoir si tel était ou non le cas[30].

Les coups d'épate habiles de Bethune et le plaisir qu'il semble prendre à la vie à Trudeau masquent ses soucis grandissants devant son mariage, sa santé et son avenir comme médecin. Durant ses quelques premières semaines à Trudeau, il tente de trouver un médecin qui le remplacerait à Détroit, mais sans succès. Peu désireux de retourner dans cette ville, il vend sa pratique à un jeune médecin de Détroit, le Dr Joseph Wruble. Le montant de $5000 procure à ce dernier les meubles, les livres et les instruments de Bethune, qui met ainsi un terme à sa première et unique pratique privée.[31]

Mais le besoin d'argent le ramène à «l'épouvatablement sale» ville de Détroit. Ayant quitté Trudeau, il retourne à ses activités professorales vers la fin de mars 1927. «C'est bien simple, je la déteste, écrit-il à Ruth Patton. La ville me vide et je suis épuisé. Je ne suis pas encore assez en forme pour me lever, mais il m'était nécessaire d'y revenir[32].» La question pécuniaire se rattache directement à Frances. Quelques semaines avant d'apprendre qu'il souffrait de tuberculose, il avait par bonheur souscrit une police d'assurance qui comportait l'avantage d'une mensualité pour incapacité. De février 1927 à janvier 1934, il reçoit chaque mois une somme de $150 et, avec ce montant, tente de couvrir ses dépenses à Trudeau, d'éponger ses dettes et d'envoyer quelque chose à Frances, mais une telle somme ne suffit pas[33].

Après six mois de séparation, son univers s'effondrant, son besoin d'elle grandit. Il la supplie de revenir:

> Te souviens-tu de la jolie chambre et de ses... remparts de livres? Oh! tu dois t'en souvenir et tes souvenirs ne sont pas tous amers, n'est-ce pas ma chérie?... je sais que tu ne veux pas être aimée de moi, mais je t'aime. Je me fiche de ce que tu diras ou de ce que tu me feras: je t'aime plus que jamais... j'aimerais te voir maintenant. Maintenant, je pense pouvoir parler avec toi, te comprendre, et toi de même...[34]

Ses instances répétées ne parviennent pas à émouvoir Frances. Elle se sent obligée de prendre position contre lui et, en juin 1927, elle entreprend des procédures de divorce à Détroit[35].

L'état de santé de Bethune s'aggrave entre temps, et il retourne à Trudeau au début de l'été, prêt à accepter comme inévitable le fait d'être alité et d'avoir à divorcer. Les aspects les plus sombres de sa nature ressortent avec plus d'évidence; s'il semble un espiègle frivole, il apparaît très découragé à ses amis: «... ici, Bethune sentait que nous étions tous condamnés... que nous étions en sursis... ne pensant pas autre chose qu'une danse de mort. Il n'y avait d'espoir pour aucun d'entre nous[36].» S'étant convaincu lui-même de l'impossibilité d'échapper à la tuberculose, il se trouve à deux doigts de perdre espoir complètement. À maintes reprises, il décrit à Barnwell sa version du suicide parfait, à savoir: une combinaison de morphine et de noyade[37].

Sa dépression se change tout à coup en fureur quand il reçoit de Frances un message lui apprenant la façon dont elle a été maltraitée par un ami qu'elle avait fréquenté depuis la séparation. Pensant à elle, sa fureur s'accentue et il décide impulsivement de tuer le coupable. Physiquement affaibli et presque sans le sou, il quitte Trudeau pour se rendre à Pittsburg où réside l'ami de Frances, homme d'affaires prospère. Bethune achète un pistolet et loue une chambre d'hôtel. Il téléphone à l'individu, en se servant d'un nom d'emprunt, et l'invite à prendre un verre. Il voulait, après l'avoir abattu, appeler la police et se rendre. À l'arrivée de l'homme, Bethune lui montre le pistolet, lui révèle son identité et lui annonce qu'il va le tuer. À la surprise de Bethune, l'homme demeure immobile au milieu de la pièce. Bethune exige qu'il se défende. Mais l'homme, flasque, les bras pendants, répond d'une voix à peine perceptible: «Allez-y, tirez. De toute façon, je suppose que je le mérite.» Pris au dépourvu par la réaction inattendue de cet homme, Bethune hésite, puis le frappe plusieurs fois au visage avec son pistolet. L'homme chancelle, mais ne fait toujours aucun effort pour rendre les coups, et le sang coule des coupures infligées à la tête.

En voyant le visage ensanglanté de l'homme, Bethune prend conscience de ce qu'il vient de faire. Il a aussi pitié d'un homme qui, en ne résistant pas, semble connaître sa culpabilité. Bethune dépose l'arme sur le lit et aide l'homme à s'asseoir. Après avoir soigné ses blessures, il sort une bouteille de boisson qu'ils boivent ensemble. Plus tard, le soir venu, il remonte le col du paletot de l'homme pour cacher son visage, l'aide à monter dans l'ascenseur et à descendre dans la rue, d'où il le renvoie chez lui en taxi. Cette même nuit, Bethune retourne en train à Saranac Lake[38]*.

* Bethune devait ramener de l'hôtel une serviette ensanglantée qu'il montra à un de ses amis à Trudeau en lui racontant

Cet incident met un terme à son apitoiement grandissant sur son propre sort et à ses sentiments de futilité. Son entraînement médical ainsi que son instinct lui refusant le luxe d'une vengeance homicide ou d'un suicide par désespoir, il se résoud à faire un effort en vue de guérir sa propre maladie. Complètement à bout de patience, face à un traitement médical qui ne modifie en rien son état, il étudie des ouvrages sur la tuberculose à la bibliothèque du sanatorium et décide que son état pourrait s'améliorer par un nouveau traitement appelé pneumothorax artificiel. Il s'agit d'insérer entre les côtes une aiguille creuse et d'insuffler de l'air dans la cavité thoracique, mais à l'extérieur du poumon. La pression de l'air affaisse celui-ci et lui permet de se reposer. Pour autant que le poumon, ou la partie qui en est atteinte, cesse de fonctionner, on peut mettre un terme à la progression de la tuberculose et donner à la région infectée une chance de guérir.

À Trudeau, on connaît cette forme de traitement: le Dr Trudeau lui-même estimait que cette technique avait prolongé sa vie de plusieurs années.[39] D'autre part, les médecins conservateurs répugnent à recourir au pneumothorax et lui préfèrent le simple repos au lit. Dès que Bethune découvre cette forme de traitement, il harcèle le personnel médical pour qu'on lui fasse subir l'opération. Finalement, après des refus répétés, les médecins exaspérés l'invitent à expliquer pourquoi il croit que le pneumothorax artificiel est requis dans son cas. Le Dr Lawrason Brown explique soigneusement, devant son personnel médical et devant Bethune, les risques inhérents à ce genre de traitement, incluant la possibilité de perforer le poumon. À peine Brown a-t-il fini de parler que Bethune se lève et, se dénudant mélodramatiquement la poitrine, lance: «Messieurs, j'accepte de courir le risque[40]!». Son sens du théâtre et son insistance persuadent finalement les médecins hésitants. Une radiographie pulmonaire ayant

---

l'incident. Plusieurs années plus tard, conversant avec son ami Louis Huot, il lui racontera cette histoire en expliquant combien Frances l'obsédait et qu'il considérait comme minimes ses chances de survivre à la tuberculose en 1927.

confirmé le diagnostic de Bethune, celui-ci choisit un résidant en médecine, le Dr Earl Leroy Warren, pour lui administrer le pneumothorax artificiel.

Le même jour, Bethune apprend que la cour du Michigan a émis le jugement irrévocable du divorce. Déjà endetté presque sans espoir d'en sortir, Bethune reçoit l'ordre de verser à Frances une somme de $1,500 comptant, ainsi qu'un montant de $25,000 en mensualités de $100 chacune. Après avoir lu le télégramme, il le tend à John Barnwell puis envoie ses félicitations à Frances en même temps qu'une demande en mariage[41]. À travers les nombreuses crises que le couple a subies, Bethune a toujours estimé et respecté Frances; les pires problèmes qui surgissent entre eux sont le fait de sa propre nature dominatrice et il le sait. Peut-être a-t-il résolu d'effacer cet échec et de retrouver sa fierté et son amour par un dernier effort désespéré.

Trois jours plus tard, le matin du 27 octobre 1927, le Dr Warren applique à Bethune le traitement par pneumothorax. Une heure après l'opération, le Dr Warren lui rend visite au chalet Lea. Il rappelle l'état de Bethune.

> ...Il était en bonne condition mais se plaignait de dyspnée (souffle court)... Je l'ai finalement convaincu de se rendre au département de radiologie pour y subir une fluoroscopie. Celle-ci montrait un poumon affaissé à 65%. Je n'ai pas pu le convaincre d'entrer à l'infirmerie ou d'accepter qu'on le transporte à son chalet situé à une centaine de verges du département de radiologie, sur un terrain incliné[42].

Profondément soucieux de faire bonne figure, Bethune choisit de subir l'extrême fatigue de gravir la pente avec un seul poumon qui fonctionne convenablement.

Quand le Dr Warren retourne le voir, il trouve Bethune debout sur une chaise, elle-même juchée sur une table, un pinceau à la main. Tout au long des murs du chalet Lea se trouve un rouleau de papier d'emballage de 5 pieds de hauteur que Bethune a trouvé dans la buanderie. Entre deux quintes de toux, il se penche, trempe son pinceau dans les différentes couleurs qui jonchent la table. Avec le temps, la murale devait couvrir presque soixante pieds de papier. Durant plusieurs jours, il travaille fébrilement à ce qu'il appellera «La tuberculose fait son chemin.» Il s'agit d'une allégorie dramatique de sa vie et de sa mort, étalée sur une série de neuf panneaux. Sous chaque panneau, on peut lire un verset descriptif. Les dessins montrent Bethune poursuivi depuis sa naissance par le bacille tuberculeux, représenté par un ptérodactyle. Ne se laissant pas abattre par cette menace perpétuelle qui plane sur lui, il garde confiance et devient un jeune homme à bord d'un galion espagnol appelé «La jeunesse au gouvernail». Il est bientôt attiré par les Sirènes de la Célébrité, du Succès et de la Richesse qui habitent le «Château du Désir du Cœur», haut perché sur un promontoire rocheux. Au moment où il se prépare à entrer dans le château, une nuée de chauve-souris de la tuberculose s'abat sur lui. Il tombe alors dans un abîme rocheux où coule la rivière rouge de l'hémorragie. Pendant qu'il tombe, il découvre avec horreur que le château n'est autre qu'un «décor de Hollywood»[43].

Malade et sans espoir, étendu au fond de l'abîme, il découvre un autre château, celui du sanatorium Trudeau où il se trouve temporairement à l'abri des chauve-souris maraudeuses. Mais il n'en a pas tiré la leçon et la Sirène de la Fausse Célébrité, cette séductrice, l'attire hors de son sanctuaire jusqu'à la ville où il rechute, en proie aux créatures ailées de la maladie. Appelant à son secours les forces qui lui restent, et «avec une petite tasse de salive ficelée à son corps cadavérique», il tente de se rendre en Arizona. Il n'y parvient pas. En chemin, le «bon Ange de la Mort» le rejoint. Le dernier panneau le montre gisant dans les bras de l'Ange de la mort qui se dresse au-dessus d'une tombe où Bethune et six de ses confrères de sanatorium sont enterrés.

Les épanchements émotifs de Bethune dans «La tuberculose fait son chemin» nous le montrent aux prises avec un furieux désespoir. Bethune avait demandé à chacun des sept hommes de choisir la date de leur mort et il devait les inscrire sur les pierres tombales; pour la sienne, il choisit 1932. La prédiction d'une date prochaine ne surprend guère. Un malade dont le lit se trouvait près de Bethune se faisait réveiller souvent au milieu de la nuit par ses quintes de toux si violentes qu'il était certain que celui-ci ne survivrait pas jusqu'au matin[44]. Bethune écrira en 1932: «Vous voyez à quel point j'étais dans l'erreur; à la lumière de ce qui s'est passé depuis, c'est vraiment ridicule de regarder en arrière[45].»

En quelques semaines, son poumon semble bien réagir au pneumothorax, et ses médecins s'entendent pour lui donner son congé le 10 décembre 1927. Après avoir quitté Trudeau, il continuera plusieurs années durant à recevoir des pneumothorax de rechange autour de son poumon gauche; son état général s'était remarquablement amélioré depuis son arrivée un an plus tôt. Il a pris quinze livres et, malgré la diminution de la fonction pulmonaire provoquée par le pneumothorax, il peut marcher de très grandes distances sans perdre le souffle *.

Les effets de l'expérience Trudeau sont profonds chez Bethune. Pour la première fois de sa vie, il devient introspectif. Décrivant les effets de la vie de sanatorium sur le tuberculeux, il écrit:

> Au sanatorium, peut-être pour la première fois, il a l'occasion de réfléchir. La contemplation se substitue à l'action. Un approfondissement de sa vie intellectuelle et spirituelle en résulte.

---

* D'après l'une des nombreuses légendes au sujet de Bethune, le pneumothorax l'aurait arraché à une mort imminente. Il n'existe à ce sujet aucune preuve clinique et, même si Bethune lui-même devait devenir un défenseur acharné de la thérapie par affaissement à cause de son action bénéfique dans son propre cas, il est beaucoup plus vraisemblable que ce traitement a accéléré sa guérison plutôt qu'il l'a sauvé d'une mort certaine. Au moment de son admission, sa tuberculose pulmonaire n'était guère avancée, et ses chances de voir sa progression enrayée, excellentes. Au moment où il obtient son congé, son pouls a grimpé de 62-88 à 76-116. Sa température passe de 98.2 à 97.8 entre le moment de son admission et celui de son exeat. Sa salive, autrefois positive, se révèle négative. Son poids, dans le même laps de temps, passe de 161¾ à 176 ½, soit huit livres au dessus de la normale. Il quitte le sanatorium avec la maladie stabilisée dans son poumon gauche.[46]

La nature des choses se modifie: les moins importantes prennent du poids et celles qui, autrefois, semblaient essentielles deviennent superflues. Seuls les gens ternes et sans imagination peuvent demeurer six mois ou un an étendus dans un lit de sanatorium et réussir à ne pas s'en relever amélioré. La vie devrait être enrichie et non pas appauvrie par cette mise à l'écart du monde[47].

Avant d'être frappé par la tuberculose, il se trouvait sous le charme des Sirènes de la Célébrité, du Succès et de la Fortune. Après son passage à Trudeau, il renonce à sa quête de richesse et réévalue sa conception de la célébrité et du succès. Un des habitants du chalet Lea entendra par hasard Bethune expliquer que son attitude face à la vie a changé et qu'il projette «...de trouver ce que je pourrais faire pour la race humaine, quelque chose de grand, et je vais le faire avant de mourir[48]». Il parle fréquemment de son destin et d'un sens du devoir provenant des observations critiques de ses parents, lesquelles lui semblent faire partie de son destin. Dans le premier panneau de la murale, l'Ange du destin déroule un rouleau qui révèle son avenir. Dans sa description, Bethune souligne que «... cette théorie de la prédestination est probablement un reliquat de mes ancêtres écossais[49].» Le sens de l'engagement, pourtant présent depuis sa jeunesse, n'a encore émergé qu'irrégulièrement, mais il devait bientôt prendre une forme qui le dirigerait dans l'avenir.

Bethune décide de se spécialiser en chirurgie thoracique et de guérir les victimes de la tuberculose. Il y a quelque chose de religieux dans cet engagement. Bethune, espèce de Loyola moderne, a été sauvé non pas par l'intervention de Dieu, mais par celle de la science et de son implacable volonté. Mais dans cette décision, on retrouve un certain nombre d'éléments hautement dramatiques. La chirurgie thoracique est un champ à peu près inexploré, et le moment est bien choisi pour franchir cette nouvelle frontière de la médecine.

La chance favorise Bethune. Le Dr Edward Archibald, pionnier canadien de la chirurgie thoracique, travaille à l'hôpital Royal Victoria, de Montréal, à une centaine de milles de Saranac Lake. Archibald envoie souvent des malades à Trudeau, et l'équipe médicale du sanatorium le consulte régulièrement. Bethune écrit à Archibald pour lui demander s'il est possible de s'entraîner sous sa direction, Archibald consent à recevoir Bethune s'il accepte en retour de subir d'abord un entraînement de base en biochimie au *New York State Hospital for Incipient Tuberculosis*, à Ray Brook, dans l'État de New York, à cinq milles de Saranac Lake[50].

En janvier 1928, Bethune se rend au Ray Brook Hospital où le directeur médical, le Dr Harry Bray, un concitoyen, lui donne une chambre et l'inscrit sur la liste de paie au salaire mensuel de $100. Bethune «... arriva avec ses bagages anglais fantaisistes, comprenant une boîte à chapeau en cuir... la moustache cirée, plein d'énergie et d'idées originales. Il devait garder le sanatorium en pleine activité[51].» Le jour, il travaille avec le directeur du laboratoire, le Dr David T. Smith, ainsi qu'avec le Dr Julius Lane Wilson. Le soir, il skie sur le mont Baker pour rendre visite à ses amis, à Trudeau, et il en revient à minuit.

Il passe trois mois à Ray Brook où il «... apprend plus en bactériologie... que la plupart des étudiants diplômés n'en apprennent en trois ans[52].» L'enthousiasme de Bethune pousse Smith et Wilson à reprendre un projet de recherche qu'ils avaient abandonné. Sous leur tutelle expérimentée, Bethune rassemble les données et complète le projet qui portait sur l'étude de la pseudo-tuberculose chez les rats[53]. Plus tard, on en publiera les résultats. Presque deux ans plus tôt, il avait écrit au Dr Edward Kupka: «Je pense qu'il est bon de faire du travail de laboratoire. Cela réduit la théorie d'une façon extraordinaire. La plupart des hommes d'imagination en médecine sont des gens de laboratoire[54].»

Bethune quitte Ray Brook en avril 1928 pour Montréal, où il commence à travailler avec le Dr Archibald. À trente-huit ans, alors que la plupart des médecins ont une pratique établie, un foyer, une famille et de bons revenus, Bethune se retrouve sans le sou, divorcé, et entreprend une nouvelle carrière.

NOTES

1. Le Dr Edward Kupka, élève et ami de Bethune, à l'auteur;
2. Bethune à MacCraken. Le Collège de médecine et de chirurgie de Détroit est devenu la Faculté de médecine de la Wayne State University;
3. Le Dr Kupka;
4. Le Dr H. H. Harris, à l'auteur:
5. Le Dr R. C. Rueger, élève de Bethune, à l'auteur;
6. Le Dr R. Leacock, à l'auteur;
7. Le Dr J. G. Christopher, élève de Bethune, à l'auteur;
8. Le Dr Kupka;
9. *Ibidem;*
10. Frances à Allan;
11. Bethune à Frances, Détroit, le 27 mars 1927;
12. Mme McColl;
13. Frederick Penny;
14. Bethune à Frances, Détroit le 20 octobre 1925;
15. Le Dr J. Burns Amberson, à l'auteur;
16. Mlle Mary Saghi, à l'auteur;
17. Bethune à Frances, sans date, mais écrite à Calydor. La lettre aurait donc été écrite entre les mois d'octobre et décembre 1926;
18. Bethune à Kupka, Calydor, le 8 novembre 1926;
19. On peut trouver tous les renseignements relatifs au sanatorium dans le fascicule *The Trudeau Sanatorium*; ce fascicule illustré décrit les méthodes de traitement, la nature des bâtiments et les conditions d'admission, y compris le coût des divers services;
20. George Holt, ami de Bethune, à l'auteur;
21. Mme Davidson, étudiante infirmière à Trudeau, à l'auteur;
22. Mme W. Steenken, étudiante infirmière à Trudeau, à Mme Ruth White, assistante de recherche de l'auteur;
23. *Ibidem;*
24. Le Dr John B. Barnwell, scénario de post-production de l'O.N.F.
25. Le Dr William S. Schwartz, à l'auteur;
26. Le Dr William Steeken, à Mme White;
27. Mme Steenken
28. Le Dr Barnwell
29. *Ibidem*
30. *Ibidem*
31. Mme Rose Kasner, Sœur du Dr Wruble, au Dr L. L. Hanawalt, assistant de recherche de l'auteur;
32. Lettre de Ruth Patton, dans le dossier de recherche de l'O.N.F.
33. Lettre de Bethune à Kupka, Détroit, le 10 juillet 1926;
34. Bethune à Frances, Détroit, le 27 mars 1927;
35. Dossier #146805, *Records Office of Wayne County*, Michigan. Frances a émis une plainte le 4 juin 1927. Celle-ci fut suivie cinq jours plus tard d'une sommation signifiée à Bethune par U.S.A. Heggblom, avocat de Frances. Le 15 septembre 1927, la présentation d'un affidavit où se trouve inscrit le défaut de comparaitre du

défendeur a pour résultat l'émission d'une ordonnance pro confesso, qui trouve le défendeur en défaut et implique un aveu de culpabilité;

36. Dr Barnwell;
37. *Ibidem;*
38. Un collègue de Bethune, qui désire conserver l'anonymat, à l'auteur
39. The Trudeau Sanatorium;
40. Dr Barnwell;
41. *Ibidem;*
42. Dr Earl LeRoy Warren, à l'auteur;
43. Cette description est tirée des propres commentaires de Bethune au sujet de sa murale dans un article intitulé «Thte T.B.'s Progress», the Fluoroscope, août 1932, pp. 1 et 10;
44. Le Dr Barnwell;
45. «The T.B.'s Progress», page 1;
46. Les dossiers du sanatorium Trudeau;
47. «The T.B.'s Progress», page 1;
48. Dan Boice, dossiers de recherches de l'O.N.F.;
49. «The T.B.'s Progress» p. 10;
50. Le Dr Archibald ai Dr Nadeau, 27 décembre 1940;
51. Un médecin anonyme à l'auteur;
52. Le Dr David T. Smith, à l'auteur;
53. H.N. Bethune, D.T. Smith, et J.L. Wilson, «The Etiology of Spontaneous Pulmonary Disease in the Albino Rat», Journal of Bacteriology, Vol. 20, novembre 1930, pp. 361-370.
54. Bethune à Kupka, Détroit, le 10 juillet 1926.

secondes chances

LES BABYLONIENS, les Grecs et les Hindous ont identifié la tuberculose, en ont décrit les symptômes et consigné les effets désastreux, mais ils ne possédaient pas les connaissances médicales propres à la guérir. Il a fallu attendre jusqu'au XIXe siècle pour que la science progresse au point de pouvoir la guérir. Au cours de ce même siècle, celui du romantisme, cette maladie acquit une renommée de bon ton. Alexandre Dumas père, dont le fils écrivit la *Dame aux Camélias*, roman dont l'héroïne est une ravissante poitrinaire, a écrit: «... En 1823 et 1824, c'était la mode d'être poitrinaire; tout le monde était tuberculeux, en particulier les poètes; il était de bon ton de cracher du sang après chaque émotion le moindrement sensationnelle et de mourir avant trente ans.[1]» De nombreux artistes, dans tous les domaines, ont effectivement souffert et sont morts de la tuberculose, dont des écrivains tels que Keats, Stevenson, Elizabeth Barrett Browning et Goethe; des compositeurs tels que Chopin; et des peintres tels que Modigliani et Gauguin. Même si la science ne parvenait pas à établir quelque lien que ce fût, la mort de ces artistes inclinait à croire que le génie et la tuberculose, ou même les maladies en général, étaient inextricablement liés. Mme Browning a déjà entendu par hasard un malade demander à son médecin: «Est-il possible que le génie ne soit que scrofule?[2]»

Bethune n'ignorait rien de la mythologie de la «peste blanche», et celle-ci influait beaucoup sur sa nature romantique. Un ami, ayant discuté avec Bethune de la tuberculose, rappelle: «... Il répétait sans cesse ...«la tuberculose affecte le cerveau. Elle vous fait penser plus vite. Vous acquérez une meilleure perception des choses»... il en semblait absolument convaincu, comme il était persuadé que la tuberculose avait aiguisé... sa sensibilité et son sens artistique[3].» Ses deux auteurs favoris: Katherine Mansfield et D.H. Lawrence, ont tous deux souffert de tuberculose[4]. Sa nature romantique cependant ne diminuait en rien l'intérêt scientifique qu'il portait à la maladie: il savait qu'elle demeurait un défi à la science médicale.

Quand il arrive à Montréal, le taux de mortalité de la tuberculose dans la province de Québec est le plus élevé du Canada[5]. Seules quatre causes de mortalité atteignent un taux supérieur à celui de la tuberculose, qui a fait 3,000 victimes en 1925[6]. De ce nombre, plus de 600 sont de Montréal[7]. Peut-être aucun homme n'était-il aussi conscient de sa nature meurtrière qu'Archibald, nommé chirurgien en chef de l'hôpital Royal Victoria de Montréal en 1928[8]. Professeur de chirurgie de l'Université McGill, cette nomination au Royal Victoria lui permet d'entreprendre une chirurgie thoracique, un travail expérimental qu'il se morfondait de faire et, à l'aide d'un certain nombre de subventions, il met sur pied la clinique de chirurgie médico-pulmonaire. Pour premier assistant, il choisit Norman Bethune.

On confie un double rôle à Bethune. Quand il ne se trouve pas auprès d'Archibald au bloc opératoire, à apprendre les techniques de la chirurgie thoracique en l'observant ou en l'assistant, il conserve toute latitude de diriger au laboratoire les projets de recherches de son choix. Le travail séduit Bethune et il aime Archibald qui est, devait-il dire à Frances, «... la figure de proue de la chirurgie thoracique en Amérique et un très charmant homme[9].» En moins d'un an, il amorce toute une série de projets de recherches, en complète plusieurs et publie quatre articles[10]. Au cours des quatre années suivantes à la clinique, il écrit ou recueille des données pour dix communications scientifiques qu'il présente à des conférences médicales nationales ou internationales. Toutes sont concises, opportunes, et le fruit de recherches à la fois solides et ingénieuses.

Pour démontrer le bien-fondé de ses théories originales, il expérimente souvent sur lui-même. Il croit, par exemple, que le corps absorbe le sang provenant d'hémorragies pulmonaires, ce en quoi les radiologistes diffèrent d'opinion, affirmant que les radiographies de victimes de telles hémorragies révèlent une tuberculose miliaire. Bethune, pour éprouver sa théorie, se fait insérer dans la trachée artère un cathéter de caoutchouc dans lequel, pendant son sommeil, un interne verse du sang. Le lendemain matin, une radiographie révèle que le sang a été absorbé ainsi qu'il le prédisait[11].

Ses recherches les plus importantes le poussent à inventer toutes sortes d'instruments chirurgicaux. Souvent, en opérant, insatisfait d'un instrument, il le lance avec colère au plancher. Par la suite, il peinera sur cet instrument jusqu'à ce qu'il l'ait amélioré ou remplacé. Le motif sous-jacent à cette habileté créatrice marquée, il le révèle dans un article où il décrit plusieurs de ses inventions. Se référant de façon générale à l'inventeur d'instruments chirurgicaux, il écrit: «Son mécontentement devant le démodé, son impatience face à la lenteur et à l'inefficacité sont caractéristiques de son époque. Même une variante pour le simple plaisir de la chose, comme la rébellion de l'artiste contre le conventionnel, est tout à fait dans la manière moderne.[12].»

Le succès ne se fait pas attendre. Le catalogue de 1932 de fournitures médicales de la Pilling and Company, de Philadelphie, renferme une pleine page des instruments de Bethune. Le Dr Barnwell fait remarquer: «Durant nos visites au Royal Victoria, nous trébuchions littéralement sur les instruments que Bethune avait conçus et rejetés, puis conçus de nouveau[13].» Son appareil à pneumothorax est, de tous ses instruments, le plus largement utilisé. Ses sécateurs de côtes se révèlent presque aussi populaires, bien qu'ils ne soient pas, non plus que son appareil à pneumothorax, d'une conception originale. Bethune avait été frappé un jour, dans une boutique de cordonnier, par la possibilité d'adapter les ciseaux à cuir en chirurgie. Il émousse donc les pointes d'une paire de ciseaux, en recouvre les poignées de caoutchouc, exige qu'on les fabrique avec un acier plus rigide, et les utilise avec beaucoup de succès en chirurgie[14]. «Il fabriquait une quantité fantastique d'instruments chirurgicaux, rappelle un ancien élève au sujet de son habileté créatrice. Son appareil à pneumothorax, nous devions l'utiliser pendant vingt ans au Victoria... une merveilleuse pièce d'équipement compact que j'ai personnellement utilisée plusieurs fois. Il possédait un écarteur de côtes. Il a mis au point ce que nous appelions l'appareil en acier à tout faire. Il possédait ses propres sécateurs de côtes[15].»

Durant les années 1930, époque où la chirurgie thoracique prenait son essor, les chirurgiens thoraciques tant du Canada que d'Angleterre et des États-Unis tenaient en haute estime ses instruments. Mais l'avènement des traitements de chimiothérapie, à la fin des années 1940, devait entraîner pour les thérapies par affaissement une baisse rapide, et l'appareil à pneumothorax devait être relégué aux oubliettes. De toutes ses inventions, seuls les sécateurs de côtes demeurent en usage de nos jours. «Quand on regarde en arrière, écrit-il un jour, les chemins de la chirurgie sont jonchés, comme les plaines du désert américain, des reliquats fatigués et gauches du progrès technique.[16]»

Son patron ainsi que ses collègues apprécient ses recherches, ses articles et ses inventions. Plus tard, Archibald devait écrire:

...Il a beaucoup fait pour la clinique. Il a assuré sa cohésion, lui a consacré tout son temps, débordait d'enthousiasme, inventait des instruments et accomplissait de façon générale du travail satisfaisant. Je reconnaissais son habileté et lui en étais sincèrement reconnaissant pour la réputation de l'hôpital et, par le fait même, pour la mienne propre.[17]

Peu après l'arrivée de Bethune, P.P. Cowans, courtier et ami personnel d'Archibald, lui accorde une bourse de recherche[18]. «J'ai dit à Archibald, il y a quelques mois, que je serais forcé de partir parce que je n'arrive pas à vivre avec mes revenus, écrit-il à Frances. Il tenait à ce que je reste et m'a offert une bourse de $1,500 par année[19]». Son activité intense, son ingéniosité et son enthousiasme lui valent bientôt la réputation d'un homme «aux idées fulgurantes qui flamboyaient à des vitesses folles.[20]» À l'hôpital, il a très peu de temps à consacrer aux conversations banales. Au réfectoire, à l'heure du dîner, il met à l'épreuve ses théories sur ses confrères, utilisant le papier mural pour esquisser des diagrammes pendant que les idées fusent de son cerveau. Longtemps, le soir, après le départ de la plupart des médecins de l'hôpital, Bethune y reste pour terminer ses expériences[21].

Son travail l'absorbe à tel point que parfois il rate des réunions, ne tient pas ses promesses, et arrive en retard à ses opérations. Un jour, il convainc un confrère de lui permettre de disséquer un cadavre que son département venait tout juste d'acheter à grands frais, en lui promettant de circonscrire ses investigations à la région thoracique. Bethune commence à travailler. Quand, plusieurs heures plus tard, le collègue revient, il est abasourdi de constater que, fasciné, Bethune a disséqué le corps en entier.[22]

Son entraînement chirurgical et son travail expérimental le mettent en contact avec des étudiants en médecine de McGill qui s'entraînent à l'hôpital Royal Victoria. Ce contact s'intensifie après 1931, quand Archibald et Bethune donnent un cours sur «Le diagnostic et le traitement chirurgical des maladies du poumon et de la plèvre.» Son style d'enseignement demeure le même qu'à Détroit, beaucoup plus personnel et moins guindé que celui des autres professeurs. D'après un ancien élève, il est aussi plus impressionnant:

Bethune nous arrivait d'un pas léger, sautait sur une civière, les jambes ballantes, et demandait: «Quoi de neuf dans notre monde?», puis nous demandait de quoi nous voulions parler... Bethune était probablement plus dramatique et plus stimulant que la plupart de ceux qui avaient pour fonction de nous enseigner.[23]

Il tente d'inculquer aux autres sa passion d'approfondir les choses, en remettant en question minutieusement toute théorie et tout problème. Un autre ancien élève rappelle les méthodes d'enseignement de Bethune:

Il détestait les arguments obscurs... sans fondement... c'était le genre de comportement que nous aimions parce que... les étudiants de ce temps avaient tendance à tout accepter sans poser de questions. On s'attendait à ce qu'ils répètent leurs cours, tel quel, sur leurs copies d'examen. Mais si, comme étudiant, vous étiez en désaccord avec lui, il en était heureux. Pour lui, c'était tout à fait valable. Il ressemblait à une bouffée d'air mordant, mais c'était bon. Nous argumentions avec lui et l'interrogions. Il était un bon professeur, un professeur stimulant. Mais sa désinvolture et son iconoclasme choquaient certains étudiants[24].

Il a des remarques cinglantes au sujet des médecins qui s'en remettent à l'auscultation pour déceler les symptômes physiques de la tuberculose pulmonaire. Il les appelle «... les gens aux stéthoscopes» et, tenant cet instrument à bout de bras au milieu d'un groupe d'étudiants, il les exhorte: «Si on vous appelle pour examiner une poitrine, laissez ceci à la maison[25].» Bethune, le moderniste, croit beaucoup plus à l'efficacité et à la fiabilité des rayons X.

On l'invite à prendre la parole à une amicale d'étudiants en médecine en 1929. Un étudiant à qui on impose les rites d'initiation se souvient de son allocution:

Les airs suffisants de mes futurs confrères d'amicale, tous de classes supérieures, ont changé quand le Dr Bethune a commencé à nous parler. Il ne nous a pas félicité de notre sage décision d'avoir choisi Phi Rho Sigma comme amicale, Montréal comme ville, McGill comme Alma Mater, la médecine comme profession, mais il devait choquer ceux qui s'attendaient à une béatification imminente, c'est-à-dire certains étudiants de dernière année, en affirmant de but en blanc: «Le succès est une putain. Elle vous mènera sans cesse par le bout du nez, puis vous laissera tomber... Il existe plus de joie et de satisfaction chez le jeune qui doit bientôt voir sa petite amie avec 50¢ en poche, que chez le millionnaire parvenu qui doit bientôt monter à bord de son yacht pour une croisière dans les mers du Sud, mais que sa prostate fait souffrir[26].

S'il obtient lui-même du succès, il n'en demeure pas moins toujours aussi turbulent. Quelques mois à peine après son arrivée à Montréal, il affirme à Frances:

Je resterai un an, je crois, et alors Archibald sera capable de me trouver quelque chose... Il m'a dit qu'il ne pouvait pas me laisser trop d'espoir de décrocher un poste ici même à l'hôpital, — je dépends de l'université, — mais je lui ai dit que cela me laissait indifférent, que tout ce que je voulais, c'était un bon entraînement en travail thoracique; ensuite, je pourrai aller n'importe où.[27]

Il n'a pas de destination précise. Aussi, pense-t-il à travailler dans un sanatorium en Angleterre et prend-il en considération «une offre possible de Shanghai.[28]» Au début de 1929, ses intérêts se portent ailleurs: «... Je dois chercher du travail aux États-Unis, je pense, au cours de l'été. Je n'aimerai pas quitter Montréal, mais je sens que mon rythme de vie est prédestiné, déterminé à être irrégulier, alors je l'accepte[29].» Tôt au printemps, il se prépare à contrecœur à quitter Montréal: «C'est une ville charmante. Dommage que je ne puisse rester, mais je pars en juin, — sur la route de nouveau, — pour Dieu sait où, non pas que ça change quelque chose.[30]»

Une bonne part de son sentiment de frustration provient de ses éternels problèmes financiers. Il essayait de vivre avec sa bourse et l'indemnité de l'assurance, ayant décidé que «... Je ne retournerai jamais à la pratique privée et suis à me préparer à ne jamais faire autre chose que du travail thoracique[31].» Sa répugnance à accepter la situation d'assistant pose un problème. Comme toujours, il désire mener, et non pas suivre. Ayant discuté de son avenir avec le Dr John Alexander, éminent chirurgien thoracique de l'Université du Michigan, celui-ci lui répond:

En ce qui concerne votre propre problème face à l'avenir, je le trouve à la fois difficile et facile; difficile si votre santé et votre situation financière ne vous permettent pas de mettre sur pied votre propre service dans l'une ou l'autre ville, durant les premières années de vaches maigres; facile parce que vous avez eu un extraordinaire entraînement de base et êtes par conséquent très en avance sur ceux qui ne l'ont pas eu et qui sont trop souvent capables, grâce à leur persévérance, de mettre sur pied leur propre service. Je suis d'accord avec ce que vous me donnez à entendre, que vous êtes déjà trop avancé dans ce domaine pour poursuivre comme assistant[32].

Incapable de se lancer lui-même, il reste au Royal Victoria. Le 20 mars 1930, il obtient une nomination comme assistant-chirurgien en clinique, nomination suivie, cinq jours plus tard, par une autre, comme consultant en tuberculose à l'hôpital des Anciens Combattants de Sainte-Anne-de-Bellevue. Archibald, dans sa lettre de recommandation, écrit que Bethune a «... passé presque deux ans en ma compagnie et je l'ai trouvé d'une valeur inestimable. Un jeune homme très prometteur.» La situation financière de Bethune se trouve quelque peu allégée par le salaire de $25 qu'il reçoit pour sa visite hebdomadaire à l'hôpital du gouvernement.[33]

En le nommant au Département de Chirurgie, Archibald reconnaît explicitement l'apport de Bethune. Cependant, certains aspects négatifs ont commencé à irriter Archibald et d'autres personnes au Royal Victoria. Au premier plan, se trouve la tendance exaspérante de Bethune de toujours remettre en question chaque opinion de ses collègues et de ses supérieurs. Au contraire de la plupart d'entre eux, il soumet ouvertement toutes les techniques cliniques et chirurgicales, même les plus fondamentales, à une critique rigoureuse. Plus la procédure est traditionnelle et éprouvée, plus il la critique. Plusieurs membres du personnel croient cette attitude dirigée contre eux-mêmes, et non pas contre leurs théories. Quand ses investigations le poussent à rejeter les opinions de ses collègues, il ne fait rien pour dissimuler sa réaction. Un ami médecin, qui devait devenir médecin-chef de l'hôpital Royal Victoria, affirmera que Bethune était «... critique des choses d'une façon saine... mais tout à fait direct et il aimait choquer les gens.[34]» Un collègue signale que Bethune «... avait un bon esprit, curieux et honnête. Mais il se faisait des ennemis parce qu'il était si direct. Il critiquait certains de ses aînés avec une rudesse impardonnable, et pourtant il avait tout à fait raison parce qu'il était vraiment en avant de son temps.[35]» Ses questions directes aux réunions du personnel ou aux congrès des médecins les plus éminents de Montréal, dont son propre patron, irritaient certains de ses collègues.

Il émettait ses propres opinions de la façon la plus outrageante à seule fin de provoquer la discussion... Cela créait des antagonismes, particulièrement s'il remettait en question l'enseignement ou les idées des plus anciens, comme Archibald. Et très souvent les médecins étaient d'avis qu'il était trop irrévérencieux. Évidemment, tout le monde aimait Archibald. Ce n'était guère de bon ton de le remettre ainsi en question. Il ne m'a jamais semblé que Bethune voulût qu'on le perçoive ainsi.[36]

Les raisons qui le poussaient à remettre ainsi tout en question provenaient d'une profonde et troublante conviction selon laquelle très peu d'individus pensaient par eux-mêmes. Aussi, amorce-t-il des discussions en défendant des causes auxquelles il ne croit pas vraiment, seulement pour pousser son entourage à penser, et ce, non seulement dans les cercles professionnels, mais dans des réunions sociales. Il est consterné de constater à quel point il est facile de remporter un argument contre des individus apparemment intelligents, en utilisant des arguments énergiques bien qu'illogiques, ou grâce à une pure paresse intellectuelle de leur part :

Dans une réunion, il était toujours l'oiseau rare... Je ne peux pas dire qu'il en tirait quelque fierté parce que, même s'il aimait remporter un débat tout en défendant un point de vue impopulaire, il s'attristait encore plus souvent de cette complaisance uniforme qui l'entourait, et peut-être plus particulièrement au sein de son milieu professionnel. Je me plais à penser à lui comme à un caricaturiste médical avec... du mordant et de la frappe... qui pouvait attaquer tout parti, toute coterie, tout point de vue, mais toujours avec ce sourire en quelque sorte attristé, grimaçant.[37]

Ses façons ironiques tournent parfois à la cruauté. Son ami Louis Huot, à l'époque journaliste à Montréal, devait dire :

Bethune tentait d'exposer posément son point de vue. Puis, passé un certain point, il s'engageait dans des commentaires des plus ironiques et des plus facétieux que seule une personne d'un talent extrême pouvait percevoir vraiment. Il faisait perdre la face à son interlocuteur, et il le faisait exprès.[38]

Incapable de masquer ses sentiments, il manifeste une hostilité grossière et parfois juvénile. Un jour, il interrompt une conversation avec un ami dans un restaurant en expliquant qu'il vient d'apercevoir quelqu'un qu'il déteste cordialement et qu'il reviendra dès qu'il aura « irrité » l'intrus.[39]

Il peut passer de la pensée à l'action si rapidement et si facilement qu'il embarasse souvent les autres dont l'esprit est plus lent et plus prudent. Son intense concentration n'embarasse pas moins. Quand il flaire le filon d'une découverte, il ne se repose ni ne mange avant d'avoir terminé son travail. L'incapacité ou le manque de disposition de la plupart de ses confrères à partager son enthousiasme débordant leur mérite son mépris :

Malgré son acharnement, son impatience et son énergie presque maniaque à obtenir des résultats, il était étonnamment raisonnable et c'était stimulant de travailler avec lui. Il ne devenait déraisonnable ou impossible que lorsqu'il croyait que quelqu'un n'était pas enclin à donner le meilleur de lui-même au point de départ d'une recherche que lui, Bethune, croyait importante ou bénéfique soit pour les malades, soit pour les « opprimés »[40].

Mais ceux qui l'irritent le plus, ce sont ceux qui partagent ses conclusions mais qui n'ont pas le courage de leur donner suite, particulièrement quand le lourd poids de la tradition et des usages les empêche d'agir, lien qui ne l'a jamais retenu et que, par le fait même, il ne parvient pas à comprendre. Absorbé par ses recherches sur la tuberculose, il nourrit une rancœur méprisante à l'endroit de quiconque semble contrecarrer ses efforts. « Il détestait la routine administrative. Travailler avec ce qu'on a sous la main, voilà sa façon d'agir. Un jeune homme direct et sans détour...[41] » En plus de sa méfiance innée envers l'autorité, il couvre de mépris la pensée institutionnalisée qui lui semble placer les règlements au-dessus de l'objet principal de l'hôpital, — sauver des vies. L'impatience dont il fait preuve tant à l'égard des individus qu'à l'égard des règles et règlements de l'hôpital Royal Victoria lui aliène graduellement tout le monde.

Mais les problèmes qui perturbent sa vie professionnelle en 1931 sont peu de chose comparativement à la turbulence de sa vie personnelle. Il refuse d'accepter comme définitive la perte de Frances et entretient une correspondance avec elle en Ecosse. Dans une des lettres qu'il lui écrit peu après son arrivée à Montréal, il lui raconte sa joie d'avoir reçu la bourse Cowans :

Je puis à peine te dire, ma Frances chérie, à quel point je suis content pour toi que cette bourse me soit tombée dessus. Cette joie que tu éprouves, je la désire plus que tout au monde. Si je n'en doutais plus, je te dirais tout de suite — « Viens. Epouse-moi. Pourquoi ceux qui s'aiment devraient-ils être séparés ? » Je puis être heureux avec toi — et toi pas, avec moi ? Je pensais que si tu venais ici cet hiver, nous pourrions nous voir en amis et continuer à vivre chacun de son côté. De toute manière, que tu m'épouses ou non, c'est, j'en suis certain, le seul moyen... Tu me manques terriblement mais, — je ne veux plus jamais me raccrocher à toi. Je veux que tu sois simplement Frances Penney, — sans tenter de te rapprocher de la norme, de stéréotypes issus de mon imagination ou de mes fantaisies — la Frances Penney que j'ai connue à Edimbourg, réservée et sans détour.

Ton amant affectueux
Beth[42]

Bientôt, il adopte un ton plus plaintif :

C'est très plaisant ici, — très doux et tranquille et je suis dans un état d'esprit différent. Il fait très clair et très froid aujourd'hui. Le soleil châtoie sur la neige et les moineaux font un de ces vacarmes dehors. J'aimerais que tu sois ici. Je suis content que tu sois relativement heureuse et bien, du moins plus qu'au moment où tu vivais avec ma pétulante irritabilité.

Dieu te bénisse
Beth[43]

À la longue, il épuise sa résistance au point qu'elle accepte de revenir au Canada. Au début, leur réunion est une réussite. Ils décident de se remarier en novembre 1929, et Bethune choisit à juste titre le jour du Souvenir pour célébrer l'événement[44]. Le second mariage commence par une cérémonie discrète à Westmount. Deux de leurs amis sont les seuls témoins. Leur bonheur ne dure pas. Ils commencent à se quereller presque aussitôt et parlent bientôt de divorce. A.R.E. Coleman, ami de Bethune, intéresse Frances et elle commence à parler avec lui de la possibilité d'un mariage.

À l'automne de 1931, Bethune part en tournée de conférences et d'études dans le sud-ouest des États-Unis. De l'Arizona, il écrit à Frances :

Je n'ai aucune envie de te pousser au mariage avec R.E. Crois-moi, je ne te forcerai jamais à faire ce à quoi ton cœur s'oppose. Je t'aime et t'aimerai toujours, peu importe à quel point tu pourrais me heurter ou me blesser, — et le seul moyen qu'il me reste maintenant de te démontrer que je t'aime, c'est de t'aider à obtenir ce que tu veux. Le mieux que je puisse faire, c'est de te fournir de l'argent, je crois... Je ne demanderai pas le divorce.[45]

Un mois plus tard, les événements modifient de nouveau le cours de sa pensée. La veille du premier de l'an, il écrit de l'Alabama pour demander le divorce :

Eh bien, ma chérie, il m'arrive toujours quelque chose d'inattendue. Je suis devenu amoureux et je veux épouser cette femme avec qui je suis certain d'être heureux. Nous avons eu tous les deux le coup de foudre...

Chérie, arrêtons de tenter de réconcilier nos natures inconciliables. Comme tu l'as dit si souvent, « le déjeuner, le dîner et le lit ne sont pas pour nous. » Notre seul terrain d'entente est une « affinité spirituelle » et cela, hélas, ne suffit pas à notre époque... Plutôt que de nous torturer l'un l'autre par nos récriminations mutuelles, reconnaissons calmement le fait et vivons chacun de notre côté en amis, — en véritables amis. Nous le pouvons et nous le ferons. L'affection que je ressens et que j'ai toujours ressentie pour toi dans le passé demeure unique, — je ne la ressentirai jamais plus pour personne.

Tu vas l'aimer. Vous vous ressemblez beaucoup, — les mêmes qualités que chez toi, l'ont attiré vers moi [sic] au début : sa verve ravissante, son esprit, son âme de poète. Lui écriras-tu ?

...depuis que j'aime et que je suis aimé, j'ai perdu toute aigreur à ton égard, chérie, et mon cœur est plein de l'affection et de la considération la plus chaleureuse.

Ton ami
Beth[46]

Frances ne réagit nullement à cette lettre extraordinaire, et les événements lui donnent raison. L'aventure prend fin aussi rapidement qu'elle a débuté.

En janvier 1932, Bethune arrive à Ann Arbor, au Michigan, où il rend visite à son ami John Barnwell et où il doit subir un examen pulmonaire complet. Depuis son départ de Trudeau, il a continué à recevoir périodiquement un léger pneumothorax à son poumon gauche. Il a pour habitude d'éblouir ses amis et même ses collègues en s'administrant lui-même l'affaissement partiel:

Il arrivait dans la salle et me demandait une aiguille à pneumothorax... Jamais il n'utilisait de la novocaïne sur lui-même. Il entr'ouvrait sa chemise, enfonçait l'aiguille dans sa poitrine, branchait la machine à pneumothorax et s'injectait l'air lui-même. La machine ... était sa propre invention. Ensuite, il vaquait à ses affaires.[47]

Peu après son arrivée à l'hôpital Royal Victoria, il rencontre le Dr Ronald Christie, qui s'intéresse à mesurer la fonction pulmonaire. Il examine Bethune:

Je mesurais son volume pulmonaire avant et après un pneumothorax. Ses pneumothorax étaient très bénins... Il n'avait pas de tuberculose active... Il avait un léger pneumothorax qu'il entretenait sur un côté. Il ne faisait pas de température. Il était parfaitement actif. Il prenait son pneumothorax de rechange et s'en allait skier. Comme skieur, il était à la hauteur de chacun d'entre nous.[48]

À Ann Arbor, le Dr John Alexander soumet Bethune à une phrénectomie. Cette opération consiste pour le chirurgien à entailler le cou du patient et à sectionner le nerf phrénique de façon à paralyser le diaphragme, offrant ainsi au poumon un repos supplémentaire. On pratiquait habituellement cette opération au moment où les patients terminaient leurs traitements au pneumothorax, avant que le poumon ne reprenne son expansion et ne fonctionne normalement. L'opération effectuée sur Bethune devient particulièrement souffrante quand le Dr Alexander, incapable de trouver les fibres accessoires, est forcé d'arracher le nerf. Après l'opération, la sueur lui coulant du front, Bethune qui, jusqu'à ce jour avait l'habitude d'arracher le nerf, jure qu'il ne le fera jamais plus.[49]

Coïncidence, Bethune lui-même vient de pratiquer une phrénectomie. En Arizona, on lui a demandé de traiter une vedette de cinéma vieillissante, Renée Adorée. Avant l'opération, il imagine un collier qui servirait à cacher la cicatrice inévitable au cou. Pour ce faire, il enlève plusieurs grains de l'un des colliers de Mlle Adorée et les remplace par une mince bande d'argent fendue. Une fois le collier fixé à son cou dans sa position normale, il trace une ligne étroite à travers la mince fente. Il incise au long de cette ligne. Après l'opération, une fois les grains remis en place, le collier cache la cicatrice. «C'est étrange à dire, mais ceci semble emplir le giron féminin de la gratitude la plus profonde», devait-il commenter plus tard dans un article écrit pour remporter une gageure.[50] Après avoir soutenu contre un collègue que la plupart des éditeurs de périodiques médicaux publieraient à peu près n'importe quoi de la plume de grands noms de la chirurgie thoracique, sans remettre en question leurs mérites littéraires ou scientifiques, il devait soumettre son article décrivant le collier de Mlle Adorée[51]. Bethune remporte la gageure. Plus tard, il devait reconnaître la nature mystificatrice de l'article sous le titre de *Confessional Note*. En appendice à un article décrivant des nouveaux instruments chirurgicaux, il écrit: «Le collier à phrénectomie, décrit dans la Review of Tuberculosis (1932, 2313), a été abandonné parce qu'il n'est pas nécessaire. On l'a considéré, comme c'était notre intention, comme un colifichet amusant.[52]»

Après son opération, il demeure à Ann Arbor avec John Barnwell, visitant l'hôpital et étudiant les techniques du Dr Alexander et de son équipe[53]. Il revient à Montréal où il ne reste qu'un mois avant de décider en mars de retourner au Michigan. Le chirurgien thoracique en chef de l'hôpital Herman Kieffer, de Détroit, s'étant fracturé le dos dans un accident d'automobile, Bethune accepte rapidement l'offre qu'on lui fait d'assumer ses fonctions jusqu'à son rétablissement. La possibilité d'occuper un poste aussi important, même de façon temporaire, l'attire. En plus d'acquérir une expérience chirurgicale valable, à Kieffer, il devient responsable des soins aux tuberculeux du sanatorium de Battle Creek et de celui de Northville, au Michigan.

Au début des années 1930, le traitement chirurgical de la tuberculose pulmonaire est encore relativement nouveau au Canada. La chirurgie pulmonaire a été pratiquée dès les années 1890 par des chirurgiens allemands et suisses, mais les progrès en ont été lents à cause des dangers qu'elle comportait[54]. La thoracoplastie, opération de base du poumon, a pour but, de même que le pneumothorax artificiel, d'affaisser la partie atteinte du poumon. Toutefois, lorsque des tissus adhérants rattachaient le poumon à la cavité thoracique, il n'était pas possible de pratiquer le pneumothorax et, pour permettre l'affaissement du poumon, les chirurgiens enlevaient les côtes du patient autour de la région atteinte. On pratiquait habituellement cette opération par étapes, selon l'expansion de l'infection pulmonaire. Le plus grand problème causé par ce type de chirurgie était celui du contrôle des pertes sanguines. L'obligation de travailler rapidement, de crainte de garder le patient trop longtemps sous l'effet des anesthésiques, en constituait un autre. Une seconde forme de traitement, la lobectomie, permettait au chirurgien, plutôt que d'affaisser le poumon en son entier, de procéder à l'ablation du lobe malade. L'ablation entière d'un poumon, la pneumomectomie, ne se pratiquait que rarement.

Bethune devait apprendre ces formes de chirurgie d'Edward Archibald. Très vite, il est réputé pour sa vitesse et pour sa dextérité. Un interne qui a assisté Bethune à Royal Victoria rappelle:

> Au commencement de l'opération, il lisait l'heure à voix haute à l'horloge murale. Il le faisait de nouveau... à la fin. Il s'efforçait d'opérer le plus rapidement possible, compte tenu de la sécurité et, bien entendu, le but de cette rapidité était de réduire le temps passé sous anesthésie ainsi que la période de choc. On critiquait bien un peu son désir de vitesse, mais c'est le bien-être du patient qui le poussait à agir ainsi[55].

Sa promptitude en étonne plusieurs. Un chirurgien qui a assisté à une démonstration donnée par Bethune à un groupe de médecins décrit sa rapidité:

> On était à donner une anesthésie générale au patient. Au bout de quelques minutes, l'anesthésiste lance: «Très bien, allez-y!» Bethune avait déjà disséqué et broyé le nerf. Il dit: «Arrêtez l'anesthésique, je n'ai plus qu'une seule agrafe à poser.» Cela devait ouvrir les yeux à plusieurs d'entre nous.[56]

La vitesse n'est pas la seule caractéristique de sa technique opératoire. Il est audacieux et n'hésite pas à prendre des risques. «Il n'était pas un réformateur, mais en fait un révolutionnaire de la pratique médicale», commente un collègue[57]. Quelques-uns critiquent sa pratique de la chirurgie et ont l'impression qu'il se donne en spectacle, qu'il est peut-être un poseur. Le Dr Arthur Vineberg, un ami personnel, se souvient d'une opération à laquelle il a assisté:

Il n'y a aucun doute qu'il était brillant, et qu'il possédait une adresse technique, mais le genre d'adresse technique qui tue les gens parce qu'il aimait toujours aller trop vite. Il a pratiqué une thoracoplastie pour le Dr Archibald devant plusieurs chirurgiens et il a... lancé: «Allons, Arthur, on va leur montrer qu'on est bon»... il lui a enlevé trois côtes. Je lui ai dit: Norman, ce gars-là va saigner à mort.» «Non, a-t-il répondu, ça prend seize minutes pour saigner d'un travers à l'autre!» Et le gars est mort.[58]

Bethune entend les critiques chuchotées dans le salon du personnel, mais ne dit rien. Quand il croit avoir tort il reconnaît ses erreurs. À l'hôpital Harper, à Détroit, il a opéré une femme qui souffrait d'une tumeur au bas-ventre. Elle raconte à Bethune que l'*University Clinic* de Hartford, au Connecticut, a refusé de l'opérer parce qu'elle «...constitue un trop grand risque, mais lui, serait-il d'accord pour le prendre, ce risque?» Il accepte. L'opération est longue et compliquée. Bethune se trouve aux prises avec de telles difficultés qu'il doit amputer une jambe. Il en est affligé, mais le chirurgien en chef, le Dr Berlin, tente de le consoler en lui expliquant qu'un éminent chirurgien de Boston a obtenu le même résultat en pratiquant cette opération[59]. Bethune demande ensuite la permission de décrire l'opération au cours d'une réunion du personnel. Après l'exposé de Bethune, le Dr Berlin se lève et répète à l'assemblée ce qu'il a dit à Bethune. Un collègue affirme que Bethune «...n'est aucunement responsable et que les autorités de l'hôpital ne le tiennent nullement responsable de cet incident. Le courage dont il a fait preuve en se levant et en racontant ce qu'il a fait donne la mesure de l'homme.[60]»

Au Royal Victoria, Bethune est convaincu qu'il a raison. Il n'a pas à se défendre. Mais les autres, Archibald y compris, ne sont pas d'accord et, éventuellement, celui-ci remettra en question les techniques chirurgicales et le jugement de Bethune. Au départ, les relations entre les deux hommes avaient été chaleureuses. Archibald disait de Bethune que c'était «...l'un des plus jeunes et l'un des plus brillants» chirurgiens de son service[61]. Il existe cependant entre les deux hommes des différences de personnalité qui s'accentueront avec le temps. Archibald a dix-huit ans de plus que Bethune, parle d'une voix douce, et bouge avec lenteur et sans gestes. Ces différences transparaissent de même dans leurs techniques opératoires. Archibald est méthodique, prudent et patient. Les étudiants ont pris l'habitude de dire en raillant qu'une fois pratiquée la première incision d'Archibald, il est temps pour les assistants d'aller prendre le thé.[62]

À la longue, ces styles contrastants mènent à des graves divergences de vue.[63] Bethune croit que la plupart des décès post-opératoires sont attribuables au choc opératoire provoqué par une trop longue anesthésie. Un jour, impatienté, il lance même à un interne, après avoir vu Archibald prendre plus de deux heures à pratiquer une lobectomie, que l'on pouvait pratiquer l'opération en trois quarts d'heure seulement. «Ma première réaction, raconte l'interne, a été de penser qu'il s'agissait là d'une grande vantardise, jusqu'à ce qu'environ une semaine plus tard, Bethune, appelé à pratiquer une lobectomie avec ma seule assistance, le fit en un peu moins d'une heure.[64]» Mais son désir d'augmenter sa vitesse opératoire peut, dans certains cas, l'avoir porté à accorder moins d'attention à la manipulation des tissus et des autres structures. Un employé de la clinique décrit la situation:

> Je me suis rendu compte que les patients du Dr Bethune, plus souvent que ceux du Dr Archibald ou du Dr McIntosh, avaient de la difficulté à se remettre d'une opération. Il ne s'agissait pas d'un problème d'infection... mais de leur état physique général déplorable à leur retour de la salle d'opération et du choc opératoire... Malgré nos soins les meilleurs, nous continuions à perdre des patients opérés par le Dr Bethune à un rythme inhabituel.[65]

Archibald parle à Bethune, mais comme ils ne peuvent s'entendre, celui-ci persiste à appliquer ses méthodes chirurgicales. Lorsqu'un des patients de Bethune, considéré comme un bon risque, ne réussit pas à survivre à une première étape de la thoracoplastie, Archibald et Bethune en viennent aux prises. Peu après la dispute, Bethune quitte l'hôpital Royal Victoria.

Archibald devait dire plus tard de Bethune qu'il «...était un meneur... mais un meneur d'une espèce dangereuse, — surtout face à la tuberculose et à la chirurgie. Il était prêt à prendre des risques aux dépens du patient...» Beaucoup plus que des divergences professionnelles séparaient les deux hommes. Archibiald affirmera: «Je ne l'ai jamais vraiment aimé; nos conceptions de la vie différaient beaucoup trop.[67]» Il trouvait Bethune «...nettement anormal, mais non pas «déséquilibré», et ni un génie ni un meneur... C'était un égocentrique, à la vision du monde pénétrante mais étroite. Il portait des œillères. Il écrasait bien des pieds et très souvent sans le savoir, ou s'il le savait, il ne s'en souciait pas. Il souffrait d'un complexe de supériorité et il était tout à fait amoral.[68]» Bethune devait un jour faire frémir Archibald au cours d'une réunion sociale en affirmant: «Ah, à quoi bon! Je ne réssirai jamais à vous expliquer quoi que ce soit. Le problème, c'est que par nature vous tirez sur des papillons avec un fusil et que j'aime chasser l'élépant avec un arc et des flèches.[69]»

D'autres ne sont pas d'accord avec l'appréciation que fait Archibald de la pratique chirurgicale de Bethune:

Bethune était ce que j'appelle un excellent praticien de la chirurgie et... il faisait preuve d'un jugement chirurgical juste... Selon sa philosophie, chaque cas de tuberculose déclarée était responsable d'au moins dix autres. Par voie de conséquence, il avait l'impression que les tentatives de transformer chaque cas de tuberculose déclarée justifiaient les procédures les plus risquées...

C'était un être très impulsif, tant dans ses activités professionnelles que sociales. Il se faisait très vite une opinion, et peut-être sans une connaissance approfondie d'une situation particulière mais, bizarrement, elle était habituellement juste. Cette attitude impulsive agaçait souvent le Dr Archibald et ses confrères.[70]

Il n'y a guère de doute que sa nature impulsive et son indépendance influent parfois sur son jugement; mais l'accuser de traiter ses patients en cobayes par dévotion envers la science pure ou par gloriole n'est certes pas justifié. Un étudiant de l'Université McGill, qui l'assiste durant une thoracoplastie, se souvient qu'il «...travaillait avec adresse et diligence et son attitude m'a permis de constater qu'il opérait un patient, et non pas un tuberculeux[71].» Une infirmière évoque en ces termes l'attitude de Bethune à l'égard de ses patients:

Il s'intéressait très vivement aux patients victimes de tuberculose. Sa sympathie et son intérêt demeuraient toujours très évidents à leur égard. C'étaient des êtres humains, et non pas des objets ou des individus sur qui il pouvait expérimenter. Un patient qu'il opérait lui appartenait presque en propre. Il visitait chacun de ses patients deux ou trois fois par jour, jusqu'à ce qu'il soit en bonne voie de rétablissement, ravi quand il allait bien, toujours sérieux et l'encourageant toujours. Quand des complications se présentaient, il était tout bouleversé et ne cessait jamais de s'inquiéter...[72]

Un de ses assistants est convaincu que les patients de Bethune passaient toujours en premier:

À la suite d'une opération, il avait l'habitude d'aller voir ses patients plus souvent qu'il n'était censé le faire, parce qu'il leur était extrêmement dévoué. Comme tous les chirurgiens, bien sûr, il perdait des patients, mais je ne restais pas quand il en perdait un parce qu'il devenait pitoyable. Il était très malheureux quand il perdait un patient... Il pleurait ou il était furieux.[73]

Henning Sorense, son interprète en Espagne, décrit de la façon la plus précise ses relations avec ses patients: «Il était comme un père. Il y avait en fait, dans cet homme très égocentrique, de l'amour, on le sentait. Il le communiquait aux blessés. Et il était très inquiet. Il était tellement heureux quand ils revenaient à la santé.[74]»

Bethune est audacieux, impulsif et impatient. Comme un de ses anciens élèves le fait remarquer, «...il était un sacré bon chirurgien, cela ne fait aucun doute. Rapide et brillant, quelquefois il commettait des erreurs. Evidemment, nous nous souvenons des erreurs.[75]» Pourtant, ses erreurs ne sont que le résultat de ses tentatives de sauver des vies. Tout progrès notable de la médecine est le fruit d'actes audacieux et imaginatifs et, comme la plupart des médecins hésitent à prendre des risques, ils ont tendance à critiquer les audacieux, voire à leur manifester de l'hostilité. «On affirme que quiconque est en avance sur le peloton, en médecine, il se sert de ses patients comme cobayes», dit un autre de ses élèves[76].

La rupture finale avec Archibald ne surprend pas Bethune. Depuis longtemps, il connaît la réputation qu'il a au Royal Victoria, en tant que médecin et simple collègue. Pour certains, il est un dangereux nonconformiste dont le style chirurgical téméraire et les manières sociales excentriques sont incongrues dans l'atmosphère hautement conservatrice du principal hôpital de Montréal. Pour d'autres, c'est un chirurgien d'une grande habileté dont le souci de ses patients, combiné à sa faculté de perception des idées les plus neuves et à son empressement à les mettre en pratique, fait plus que contrebalancer ses manières originales. Pour ceux qui se sentent mal à l'aise en sa présence et qui rejettent son mode de vie, son départ est une bénédiction. Un collègue a exprimé de manière succinte leur attitude: «Il n'était pas à sa place ici.[77]»

Cette diversité d'opinions est compréhensible. Bethune est un homme de contradictions. Ses rapides changements d'humeur le poussent fréquemment à modifier le cours de son action, ce qui déroute tout le monde sauf les quelques personnes qui le connaissent. Le Dr Aubrey Geddes, de l'hôpital Royal Victoria, qui partagera un appartement avec Bethune durant plus d'un an, décrit sa façon de s'habiller: «Il était très conservateur, très à cheval sur l'étiquette, toujours très correctement vêtu, ses vêtements achetés chez le tailleur le plus cher en ville... [il] insistait toujours pour porter la cravate blanche et l'habit de gala chaque fois que l'occasion se présentait.[78]» D'autres fois, il se retrouve aux antipodes, apparemment indifférent aux vêtements qu'il porte. Sa façon de s'habiller est très en avance sur son époque. Alors que la plupart des médecins portent des complets, Bethune porte souvent un pantalon gris défraîchi, un veston sport et une chemise de couleur, ou un béret et un chandail à col roulé.[79] Un jour il se rend à un soirée en compagnie d'un ami, ne portant que des souliers, un pantalon et un pardessus, mais sans chemise ni veston. Une autre fois, apparemment pour relever un défi, il fait sa tournée des salles vêtu en bûcheron.

Il aime relever des défis. Au cours d'une soirée donnée à l'occasion de la veille du Nouvel An dans les Laurentides, il parle des effets du froid sur le corps humain. Quand quelqu'un affirme que personne ne pourrait demeurer une minute dans l'eau de la rivière qui coule à proximité du chalet, il raille. Quelqu'un d'autre offre de gager qu'il a tort. Il se lève, accepte la gageure, sort et plonge dans la rivière où il demeure pendant toute la minute requise. De retour à l'intérieur et évidemment transi, il se fait sécher devant la cheminée sans dire un mot. Il a prouvé ce qu'il avançait[81].

On distingue facilement Bethune parmi ses confrères. Coiffé d'un feutre vert et une écharpe autour du cou, il file dans son bolide jaune à tombeau ouvert dans les rues de Montréal. Son sens de l'humour est aigu et parfois bizarre. Pour guérir un patient qui persiste à affirmer que ses douleurs à l'estomac sont causées par une grenouille qu'il a avalée, Bethune se précipite à l'hôpital avec une grenouille en poche, lui administre un lavement, puis glisse la grenouille dans le bassin et la lui montre. Les douleurs d'estomac disparaissent. Bethune prévoit que l'homme, avec de telles dispositions mentales, reviendra avec un autre malaise, mais au moins lui a-t-il procuré un soulagement temporaire[82]. Dans sa salle de bain, il conserve des pots de quatre couleurs différentes. Les amis sont invités à tremper une main dans la peinture, puis à l'appliquer au mur de façon à y laisser une empreinte. Ensuite, avec un doigt enduit de peinture, l'ami(e) trace son nom dans l'espace laissé par la paume. Le mur jaune de la salle de bain s'orne ainsi d'un méandre de joyeuses mains autographiées.[83]

Son attitude sociale relève également du paradoxe. Il était... de nature aristocratique. Il était fier de ce qu'il appelait sa filiation aristocratique, fier de parler des Bethune de France qui remontent aussi loin que Guillaume le Conquérant et même avant. Et il évoquait souvent la lignée des Quatre Marie — Marie Stuart, Marie Bethune, Marie Seddon, Marie Carmichael et moi-même. » Il se réclamait toujours de la lignée de Marie Bethune.[84]

Toutefois, il se moque ouvertement des distinctions de classe et se sent beaucoup plus heureux en compagnie d'élèves ou d'artistes que dans le cercle social de la plupart de ses collègues.

Sa curiosité universelle et son engagement intense le portent vers une grande diversité d'intérêts. Il a une confiance tapageuse en ses propres capacités :

Norman soutenait qu'il (ou n'importe qui) pouvait faire n'importe quoi pourvu qu'il le veuille. Prétendant qu'il pouvait peindre un tableau et le faire accepter au Salon du printemps du Musée des Beaux-Arts, il peint avec acharnement et son tableau intitulé « Salle d'opération la nuit » a été accroché à l'exposition. Ayant prouvé cela, il s'est tourné vers autre chose.[85]

Quelquefois, son aplomb le porte au-delà de ses limites. Ainsi, il décide un jour une monographie définitive sur les symptômes physiques de la tuberculose, domaine qu'il connaît très peu. Après y avoir mis le point final, il demande l'opinion critique d'un collègue :

...Je me suis assis et j'ai mis à peu près une demi-heure à la lire. J'ai noté un peu partout dans les marges : « pas prouvé », « inconnu », « hypothèse », et ainsi de suite. Je l'ai relue en sa compagnie et il m'a dit : « Ronald, tu as absolument raison »... Il s'est levé de sa manière théâtrale et il a déchiré le manuscrit en petits morceaux, l'a jeté dans la corbeille à papier avant de dire : « Maintenant, allons prendre un verre. » Je n'en ai jamais entendu parler par la suite et pourtant il y avait consacré trois semaines.[86]

Il traite rarement un échec aussi à la légère ; le plus souvent, cela le mène à la frustration et à la colère. Après avoir travaillé intensément pendant plusieurs jours à un tableau représentant un amoncellement de seins parmi lesquels gît un petit homme, il y renonce et le détruit[87].

Désireux surtout de vivre intensément, à la différence de la plupart des hommes qui, face au mystère de la vie, en sont terrorisés, Bethune commence à en déverrouiller les portes secrètes. Marian Scott, amie intime de Montréal, l'appelle:

...Un des êtres les plus vivants et les plus conscients. [il] aspirait à vivre intensément sa vie... Il parlait des éléments destructeurs de la vie, mais il ressentait aussi cette conviction profonde... d'une perception ou d'une intuition d'une sorte de vérité. Il l'appelait une vision... Il croyait profondément qu'il avait un but à poursuivre dans la vie... une sorte de réalité en voie d'évolution. Il croyait que nous étions une partie d'une espèce d'aventure de la vie, que nous ne pouvions dire ce qu'il adviendrait après notre départ, mais que chacun d'entre nous pouvait faire quelque chose dans la direction de cette voie unique qu'il appelait intuition.[88]

À la recherche de cette voie unique, il brise toujours les chaînes des conventions et de la tradition qui lui semblent paralyser non seulement les actions de la plupart des hommes, mais aussi leurs pensées.

Il était d'une grande impatience devant ce que la plupart des gens acceptaient comme étant partie de la vie de tous les jours. Le train-train et les mondanités lui étaient particulièrement difficiles à supporter. Désirant toujours vivre chaque heure avec intensité... il sentait que la vie s'écoulait d'un pas trop lent. Cela différait sensiblement de son sentiment de compassion et du besoin qu'il avait de faire quelque chose à cet égard. Souvent... il semblait presque désireux de choquer, ce qui était dû en partie à cette sensation d'étouffement qu'il éprouvait à voir dans quelle routine, dans quel embrigadement notre société vivait, et de ce que nous ne réalisions même pas ce que nous-mêmes nous étions.[89]

Mais selon lui, il y avait plus que de la routine dans la vie de chacun: il y avait aussi du gaspillage et du vide. Cela, il le ressent davantage dans le cas des riches qui vivent repliés dans leurs tours d'ivoire, ignorant tout de leur prochain ou indifférents à son sort. Dans le style de vie de nombreux membres de sa propre profession, ainsi que des hommes d'affaires et des avocats qu'il fréquente, Bethune ne voit qu'un cercle fermé et monotone. Malgré leur éducation, ces gens sont insensibles, ennuyeux et inconscients. Cette irritation déclenche souvent chez lui son humour caustique et rabelaisien.

Invité à dîner, dans une maison cossue de Montréal, il ridiculise le tabou de la propreté corporelle, et soutient que les odeurs animales du corps humain sont à la fois stimulantes et agréables. Une femme, tout à fait inconsciente du fait que Bethune parle pour la galerie, se tourne étonnée vers lui et lui demande: «Mais... si nous ne nous lavons pas, comment resterons-nous propres?» Bethune fait une pause, se penche au-dessus de la table, et lance d'un ton ennuyé: «Oh... je ne sais pas... nous pourrions peut-être nous lécher les uns les autres jusqu'à ce que nous soyions propres.[90]»

À une autre occasion, encore au cours d'un dîner, Bethune apparaît en habit de soirée, accompagné d'une prostituée. Il la promène devant les invités stupéfaits, la mène au buffet, emplit son assiette et lui tend un verre. Quand elle a fini, il annonce aux observateurs silencieux: «Maintenant, mesdames et messieurs, je la renvoie d'où elle est venue: aux rues et à la dégradation.[91]»

Ce genre de comportement atteint le but souhaité, qui est de choquer, mais rend aussi Bethune de plus en plus impopulaire dans la société polie. Plus encore, le fait qu'il prémédite de façon souvent explicite ses coups d'éclat semble mitiger la satisfaction qu'il en retire. Le regret suit généralement de tels actes impulsifs. «Si je pouvais seulement réprimer le plaisir irritant que j'ai de choquer les timorés, je crois que je pourrais apprendre moi aussi à faire preuve de décence.[92]» confesse-t-il un jour à Frances. Toujours soucieux d'être naturel, d'être lui-même, il cherche à maintenir son intégrité intérieure tout en ne tenant aucun compte des règles du comportement social normal. Les deux tendances se trouvent en conflit direct.

Ses amis le trouvent aussi chaleureux que généreux. Un artiste le décrit comme «...un roc. Il possédait cette essence dont parle D.H. Lawrence, cette sorte de qualité intérieure chez un homme, que vous devez chercher en profondeur et trouver... Beaucoup de gens ont peut-être cette essence et cette qualité, mais ça ne paraît pas beaucoup: chez Bethune, oui.[93]» Cette qualité se manifeste sous son vrai jour dans son désir avoué et passionné d'aider son prochain. Quand un ami le complimente sur son paletot de laine, Bethune l'enlève et lui offre en cadeau. L'ami en question ajoute : « Je ne l'ai pas accepté. Mais il était très généreux... il n'avait aucun sens de la propriété... Il distribuait à ses amis tout ce qui lui appartenait. Il achetait des tableaux de différents artistes et les donnait... à ses amis.[94] » Il demande à l'un de ses amis peintres, Fritz Brandtner, de lui dessiner un ex-libris où l'on lirait : « Ce livre appartient à Norman Bethune et à ses amis. » Lecteur vorace, il achète des centaines de livres dans lesquels il colle son ex-libris, les lit puis les donne.

Il aime toujours faire et recevoir des cadeaux. À son retour d'Europe, il arrive les bras chargés de cadeaux pour les membres de sa famille[95]. Ses cadeaux ne sont pas toujours dispendieux. Agissant surtout selon l'inspiration du moment, il achète des cadeaux simples : une cuiller en bois qui l'a frappé chez Woolworth ou un livre d'enfants qui l'attire[96]. Toutefois, la nature imprévisible de ses dons fâchait quelquefois ses amis et les déconcertait. Ainsi, il a déjà donné un livre à un ami, pour le lui reprendre quelques jours plus tard, en expliquant qu'il s'agissait seulement d'un « cadeau prêté.[97] »

Spontané, entrant rapidement dans le vif d'un sujet, il concentre toutes ses énergies sur celui-ci durant une période de temps soutenue, et perd le fil ensuite aussi vite qu'il l'a trouvé. Au cours de sa campagne contre la tuberculose, il persuade Fritz Brandtner de concevoir une cité-modèle pour tuberculeux. Brandtner passe avec lui des jours entiers à planifier. Quand Bethune revient d'un voyage, il ne mentionne jamais plus le projet à Brandtner. Un autre projet a pris place dans son esprit.[98]

Ces contradictions, certains les tolèrent, d'autres les comprennent, mais ses collègues moins que quiconque. Ayant l'impression d'être ostracisé, il se lie d'amitié peu à peu avec des écrivains et des artistes. En 1931, il assiste aux cours de beaux-arts donnés par Adam Sheriff Scott ; celui-ci se souvient que Bethune n'y venait que très irrégulièrement et travaillait isolément. Scott sent que Bethune possède un talent naturel qui lui permettra de se développer en très peu de temps.[99] Mais, comme toujours, d'autres intérêts attirent Bethune. D'octobre 1931 à août 1932, il passe moins de deux mois à Montréal. Il n'assiste jamais plus à des cours réguliers de beaux-arts, mais sa camaraderie grandissante pour des artistes soutient son intérêt et, pendant les années qu'il passera encore à Montréal, il continuera à peindre régulièrement.

Au début de 1933, il a franchi une autre étape de sa vie. Il a perdu son poste au Royal Victoria, son second mariage est un désastre et, comme toujours, il n'a pas le sou.

NOTES

1. «Tuberculosis», M.D. Medical News Magazine, 10:8, août 1966, p. 181;
2. *Ibidem.*
3. Mitzi Brandtner, ami de Bethune, à l'auteur;
4. Henning Sorensen, interprète de Bethune en Espagne, à l'auteur;
5. P. Harris, «Summary of Tuberculosis Death Rates Per 100,000 Population», Bureau Fédéral de la Statistique, Ottawa, 1966, cité par le Dr F.E. King, dans Historical Study of the Voluntary Tuberculosis Community, Toronto, 1967, p. 20. En 1925, la tuberculose causait au Québec 115.2 décès par 100,000 habitants. En 1930, le taux atteignait 118.6;
6. M.C. Urquhart et K.A.H. Buckley, Historical Statistics of Canada, Toronto, 1965, p. 178. La tuberculose a provoqué 2,937 décès au Québec en 1925;
7. Dossiers annuels, Département de la Santé de la Ville de Montréal, 1925. 805 Montréalais sont morts de tuberculose en 1925;
8. Dr Wilder Penfield, «Edward Archibald, 1872-1945» dans *Canadian Journal of Surgery*, Volume 1, janvier 1958, pp. 167-74. Il n'existe pas de biographie d'Archibald, premier Nord-Américain à utiliser les techniques de la thoracoplastie dans le cas des tuberculoses pulmonaires. L'article sus-mentionné renferme un excellent aperçu de ses nombreuses réalisations, ainsi qu'une description bien sentie de l'homme lui-même;
9. Lettre de Bethune à Frances, Montréal, sans date (probablement à l'automne 1928);
10. Tous publiés en 1929, dans Canadian Medical Association Journal. Pour de plus amples détails, voir la bibliographie;
11. Le Dr T.J. Quintin, élève de Bethune, à l'auteur;
12. Norman Bethune, «Some New Thoracic Surgical Instruments» dans Canadian Medical Association Journal, Vol. 35. décembre 1936, pp. 656-62;

13. Le Dr. Barnwell;
14. « Some New Thoracic Surgical Instruments », p. 659;
15. Le Dr J.S. Luke, à l'auteur;
16. « Some New Thoracic Surgical Instruments », p. 659;
17. Le Dr Archibald au Dr Nadeau, 27 décembre 1940;
18. Le Dr Sclater Lewis à l'auteur. Le Dr Lewis est l'auteur de Royal Victoria 1887-1947, Montréal, McGill University Press, 1969;
19. Bethune à Frances, Montréal sans date, (probablement à l'automne 1928). Grâce à la bourse P.P. Cowans, Bethune reçoit $125 par mois du 1er juillet 1928 au 31 mars 1931;
20. Dr Arthur Vineberg, ami de Bethune, à l'auteur;
21. Dr C.A. Birch, collège de Bethune, à l'auteur;
22. Beatrice Simon, amie de Bethune, à l'auteur;
23. Dr W.J. MacLeod, dossier de recherche de l'O.N.F.;
24. Dr Quintin;
25. Dr Birch, Selon le quotidien montréalais The Gazette, Bethune aurait dit, au cours d'une causerie au Canadian Progress Club, que « ... l'usage du stéthoscope, sans examen aux rayons X, pour dépister la tuberculose, n'est rien d'autre qu'une farce. »
26. Dr Hollis Renton à l'auteur;
27. Bethune à Frances, Montréal, sans date (probablement à l'automne, 1928);
28. *Ibidem.*
29. Bethune à Frances, Montréal, le 25 janvier 1929;
30. Ruth Patton, dossier de recherche de l'O.N.F.;
31. Bethune à Frances, Montréal, sans date (probablement à l'automne 1928);
32. Lettre du Dr John Alexander à Bethune, Ann Arbor, le 1er juillet 1929;
33. Dossier #C-144-8-4, Ministère des Pensions et de la Santé Nationale, Archives Publiques du Canada, Ottawa;
34. Dr Ronald Christie à l'auteur;
35. Dr H.E. MacDermot à l'auteur;
36. *Ibidem.*
37. Dr Barnwell;
38. Louis Huot à L'auteur;
39. Mitzi Brandtner;
40. Dr D.H. Starkey, collègue de Bethune, à l'auteur;
41. Mme W.E. Dawson, I.L., infirmière au Royal Victoria, à l'auteur;
42. Bethune à Frances, Montréal, sans date (probablement à l'automne 1928);
43. Bethune à Frances, Montréal, le 25 janvier 1929;
44. Dr Graham Ross et Mme Norah Wright sont les témoins. Mme Wright était une consœur de Frances à la fin de ses études à Paris;
45. Bethune à Frances, Great National Park, Arizona, le 30 novembre 1931;
46. Bethune à Frances, Mobile, Alabama, le 31 décembre 1931;
47. Mme Dawson;
48. Dr Christie;

49. Dr Duane Carr à l'auteur. Le Dr Carr, chirurgien thoracique, faisait son internat à l'université du Michigan à ce moment-là.
50. Norman Bethune, «A Phrenicectomy Necklace», dans American Review of Tuberculosis, Vol. 26, septembre 1932, pp. 319-321.
51. Sherman Atwell à l'auteur;
52. «Some New Thoracic Surgical Instruments», p. 662;
53. Le Dr Carr;
54. Edward Archibald, «Surgery in the Treatment of Pulmonary Tuberculosis» dans Canadian Medical Association Journal,
55. Dr Alan Sampson à l'auteur;
56. Dr Walter Mingle à l'auteur;
57. Dr Philip Levitsky à l'auteur;
58. Dr Vineberg;
59. Dr Hjalmar Larsson, ami de Bethune, à l'auteur;
60. Dr Eugène Osius à l'auteur;
61. Dorothy Catto, I.L., scénario de post-production de l'O.N.F.;
62. Dr R.H. Overholt à l'auteur;
63. Une correspondance détaillée avec le Dr John V.V. Nicholls, étudiant en médecine à McGill en 1933, constitue la source de l'historique du conflit entre Archibald et Bethune. Le Dr Nicholls tient une partie de ses renseignements de feu le Dr Stewart Baxter, à l'époque résidant en chirurgie au Royal Victoria, qui connaissait bien Archibald;
64. Dr R. Gordon Townshend à l'auteur;
65. Dr Nicholls à l'auteur;
66. Dr Archibald au Dr Nadeau, le 19 janvier 1941;
67. Dr Archibald au Dr Nadeau, le 27 décembre 1940;
68. *Ibidem.*
69. Louis Huot:
70. Dr V.D. Schaffner, collègue de Bethune, à l'auteur;
71. Dr C,S. Gamble à l'auteur;
72. Mme Dawson;
73. Dr Georges Deshaies, scénario de post-production de l'O.N.F.
74. Henning Sorensen;
75. Dr Luke;
76. Dr Quintin;
77. Dr C.A. Mc Intosh à l'auteur;
78. Dr Aubrey Geddes, scénario de post-production de l'O.N.F.;
79. Jean Trenholme, I.L., Infirmière au Royal Victoria, à l'auteur;
80. Mitzi Brandtner;
81. Dr Christie;
82. Louis Huot;
83. Irene Kon, amie de Bethune, à l'auteur;
84. Dr Geddes;
5. L'auteur de cette anecdote ne souhaite pas être identifié;
86. Dr Christie;
87. Marian Scott;
88. Marian Scott, scénario de post-production de l'O.N.F.;
89. *Ibidem.*

90. Louis Huot;
91. Dr Eric Richardson, ami de Bethune, à l'auteur;
92. Lettre de Bethune à Frances, Calydor, sans date (Certainement entre les mois d'octobre et de décembre 1926);
93. George Holt;
94. Jean Palardy à l'auteur;
95. Janet Cornell;
96. Marian Scott à l'auteur;
97. Mitzi Brandtner;
98. *Ibidem.*
99. A.S. Scott à l'auteur;

je suis un artiste

REVENU d'Ann Arbor en février 1932, Bethune se met à la recherche d'un nouvel emploi. Ceux qui le connaissaient pouvaient prédire sa rupture avec Archibald, et Bethune lui-même s'inquiète; il a passé cinq ans au Royal Victoria, plus de temps qu'il n'a jamais passé à un même endroit. Il apprend que l'Hôpital Sacré-Cœur cherche un chirurgien qualifié pour diriger son équipe anti-tuberculeuse. Archibald, malgré leurs différends, propose que Bethune comble cette vacance et, en septembre, son nom est soumis au bureau médical de l'hôpital.

Congédié par Archibald, à l'automne 1932, il était devenu urgent pour Bethune de se trouver du travail. Aux yeux de la caste des médecins de Montréal, une rupture avec Archibald était impardonnable. Comme le rappelle un de ces médecins: «Le Royal Victoria était la tour d'ivoire et quand vous commenciez à aller au *Women's General* ou à d'autres endroits du genre, vous étiez sur votre déclin[1].»* Le 26 novembre, à la suite d'une entrevue avec Bethune, la Mère Supérieure annonce au bureau médical qu'il accepte d'occuper le poste[2].

Après avoir pratiqué sa première intervention au Sacré-Cœur, le 30 janvier 1933, Bethune écrit:

> À dix milles de Montréal — canadien-français et catholique, douze cents dollars par année, un jour par semaine, alors la tension est moins forte. Hier, j'y ai cautérisé quelques adhésions et le chœur des «oh» et des «ah» poussés par les religieuses montait comme un cantique devant le maître-autel. «Chef du Service de Chirurgie Pulmonaire et de Bronchoscopie», tel est mon titre. J'aurai une belle grosse casquette blanche, arborant le mot «Chef». À vrai dire, je suis ravi.[3]

Cette nomination revêt une grande importance pour Bethune. Il atteint enfin l'un de ses buts les plus convoités: diriger son propre service. L'une des conditions de sa nomination est qu'il entraîne un assistant. Au cours de son stage de près de quatre ans, il en prend deux: le Dr Georges Deshaies, qui lui succédera par la suite, et le Dr Gérard Rolland. Bethune devait beaucoup faire pour le Sacré-Cœur. Médecin de réputation internationale, des collègues viennent observer son travail et il contribue à consolider la renommée de l'institution.

Cette période est fructueuse pour Bethune, tant comme chirurgien que comme enseignant. Son comportement singulier, sa quête perpétuelle de perfection et son impatience demeurent, mais ses relations avec les autorités, les sœurs-infirmières et les médecins se révèlent beaucoup plus chaleureuses qu'elles ne l'avaient été au Royal Victoria. Maintenant qu'il dirige son service, il peut prendre ses propres décisions. Il sent qu'on reconnaît ses mérites, qu'on le considère utile. Le Dr Georges Cousineau, anesthésiste qui l'assiste au cours de la plupart de ses opérations, rappelle: « Il nous inspirait tous par son travail et ses recherches et, au cours de ces années parmi nous, il ne cessa jamais de nous enseigner et de nous exhorter à travailler toujours d'une façon de plus en plus soignée[4].»

Les excentricités de Bethune déconcertent et effraient parfois ses collègues du Sacré-Cœur. À la suite d'un incendie qui ravage son appartement et détruit la plupart de ses biens, dont tous ses vêtements, Bethune se présente à l'hôpital vêtu d'un vieux costume et de souliers sans semelles[5]; comme toujours, il n'a pas assez d'argent pour se payer un complet neuf. Le Dr Cousineau sait que Bethune refuse d'envoyer ses états de compte à ses quelques malades de pratique privée. Bethune lui-même affirme que s'il en vient à ouvrir un cabinet, il placera près de la porte une boîte dans laquelle le malade pourra, en partant, laisser un peu d'argent en guise d'appréciation[6]. Soucieux de la condition de Bethune, le Dr Cousineau presse le directeur médical de lui fournir la liste des malades de son collègue:

Ensuite, dit-il, j'ai fait une collecte parmi ses malades et... recueilli $300. Le lendemain, il est revenu mieux habillé, mais sans le sou. «Georges, m'a-t-il dit, peux-tu me prêter un cinq?» En fait, il s'était acheté quelques vêtements, mais avait aussi distribué l'argent parmi les enfants pauvres à qui il enseignait la peinture.[7]

Durant son stage à l'hôpital du Sacré-Cœur, sa renommée internationale grandit encore. En 1932, on l'élit membre associé de l'*American Association of Thoracic Surgery*. Souvent, on l'invite à présenter des communications, ou à exprimer son opinion aux conférences de la *National Tuberculosis Association* et de la *Canadian Medical Association* parce qu'il est intéressant et controversé: «... il présentait, au cours de ces réunions, certaines communications scientifiques de la façon la plus inhabituelle, qui avait le don de créer un impact profond sur son auditoire. Il sortait des cadres, en ce sens qu'il était beaucoup plus engagé que la plupart d'entre nous.[8]» Il prend à partie les géants de la chirurgie internationale, tout comme il avait déjà critiqué les spécialiste expérimentés de Montréal au sujet de la théorie médicale. Au cours d'une séance d'après-midi de l'A.A.T.S.,

...«Une série de communications par les plus grands noms de la chirurgie thoracique révélaient un taux de mortalité très bas dans le cas de patients soumis à une thoracoplastie. La plupart des interventions louangeaient les chirurgiens, mais Bethune les critiqua de fond en comble. Il dit qu'ils avaient choisi des cas favorables de manière à obtenir de bonnes statistiques [et] qu'ils avaient refusé d'opérer plusieurs patients dont la vie aurait ainsi pu être sauvée. Cela produisit un certain effet dans la Société, et plusieurs allaient par la suite devenir des ennemis permanents de Bethune à cause de son attitude devant leurs travaux.[9]»

En 1935, Bethune devient membre à part entière de l'A.A.T.S. et on l'élit parmi les cinq membres du conseil de la Société, hommage impressionnant rendu à un jeune homme qui n'était entré dans ce champ d'activité que moins de sept ans plus tôt.

Chaque conférence médicale lui devient une occasion de prêcher l'évangile de la thérapie par affaissement. Son «Acte de foi compressionniste», comme il l'appelle, amuse certains médecins, tandis qu'il en irrite d'autres:

Je crois en Trudeau, le père tout-puissant du Sanatorium américain, créateur du ciel sur terre pour les tuberculeux; et au Pneumothorax artificiel, qui a été conçu par Carson, est né des travaux de Forlanini, a souffert sous les préjugés pompeux de l'orgueil, a été critiqué par les détraqués dont les patients sont morts et enterrés; des milliers de gens bien portants même dans la troisième phase, se sont relevés de leurs couches; montant au Paradis des immortels de la médecine, ils s'assoient à la droite d'Hippocrate notre Père; d'où ils jugent ces phtisiothérapeutes prompts à affaisser des cavités ou morts à l'ouvrage.

Je crois en Bodington, Brehmer, Koch et Brauer, en Murphy, Friedrich, Wilms, Sauerbruch, Stuertz et Jacobeus, dans « l'impardonnabilité » des péchés par omission de la thérapie par affaissement, dans la résurrection d'un corps malade en un corps sain et à la longue vie des tuberculeux avec des soins pour toujours. Ainsi soit-il.

Bethune avait esquissé les grandes lignes de ce credo au cours de son voyage en avion de l'Arizona au Michigan, en janvier 1932. C'est au moment où il arrive chez John Barnwell, dans un presbytère épiscopal que celui-ci avait loué, qu'il conçoit l'idée de paraphraser le « Je crois en Dieu ». Il s'installe dans le cabinet de travail et, avec l'aide d'un livre de prières, rédige son Credo de l'affaissement. Ainsi, Bethune n'a aucun désir de passer pour blasphémateur. « Nous traversions, tant les patients que les médecins, une période de profond découragement, souligne Barnwell, et notre principal recours consistait à forcer le repos... Il croyait agir au mieux de sa conscience en nous offrant à tous foi et espoir, en cristallisant ses idées sous forme d'une profession de foi ou d'un credo.[10] »

La sincérité de son engagement, l'originalité de son attitude et le zèle avec lequel il mène sa campagne en faveur de la thérapie par affaissement attirent l'attention des grands chirurgiens thoraciques internationaux. Plusieurs voient en lui un homme théâtral, rebelle, et dangereusement iconoclaste, tandis que d'autres le considèrent comme un personnage dramatique et fascinant, « ... un enthousiaste... Il ressemblait à [un Elisabéthain,] possiblement un Elisabéthain plutôt fanfaron, et il aurait eu sans doute beaucoup de succès à l'époque de la reine Elisabeth.[11]» D'autres encore perçoivent, peut-être assez obscurément, le conflit intérieur qui déchire Bethune. Un chirurgien le qualifie d'«esprit agité errant d'une réunion à l'autre, à la recherche de quelque chose qu'il n'a, je crois, jamais trouvée.[12]»

Ses succès au Sacré-Cœur et sa renommée internationale grandissante ne compensent guère les soucis de son second mariage désastreux avec Frances. Malgré la fin de son aventure en Alabama, il est toujours résolu à divorcer: «Je suis toutefois désolé d'être revenu et d'avoir troublé la paix de l'esprit de Frances. Elle commence à tergiverser, mais je ne vois pas d'autre solution que d'en finir. J'ai l'impression que non seulement je me détruirai moi-même, mais aussi toute personne qui me sera intimement liée.[13]» Frances et lui décident de demander le divorce au cours de l'été 1932. Pour se conformer aux lois canadiennes, il est nécessaire de prouver qu'il y a eu adultère. Bethune, Frances et A.R.E Coleman, qu'elle devait épouser plusieurs mois plus tard, planifient soigneusement la preuve et, quand le divorce est accordé, le 30 mars 1933, le trio fête l'événement au champagne.[14]

Pour chacun, le divorce résulte de leur frustration à vivre ensemble, mais Bethune demeure malheureux. Jamais il ne cessera de croire qu'un certain lien puisse être maintenu entre eux. Il dit à Coleman qu'il accepte apparemment comme le prochain mari de Frances: «Je n'abandonne pas ma femme; je ne fais que la prêter.[15]» Ses sentiments sur le divorce demeurent très ambivalents. Bethune avait demandé à son ami Louis Huot de comparaître comme témoin mais, plutôt que de le remercier, ses premiers mots sont: «Tu te places nettement et sans équivoque entre la femme que j'aime vraiment et moi.[16]» Moins de deux semaines après le prononcé du jugement, Bethune écrit à Frances:

J'inclus une lettre des bourreaux officiels, Millar, Horne & Hanna. Eh bien, ils croient peut-être avoir fait leur boulot, mais combien seraient-ils surpris de savoir que leurs marmonnements et simagrées ont laissé les deux principaux intéressés, tels que deux gamins réprimandés, ricanant dans leur dos.

Dieu te bénisse. Je t'aime, Beth[17]

Même après le remariage de Frances, ils se voient et s'écrivent souvent*. Bien qu'il soit fortement attiré par plusieurs autres femmes, et qu'il en demande au moins deux en mariage, l'attachement qu'il éprouve pour Frances demeurera inébranlable jusqu'à sa mort[18]. Cet échec avec elle fut le plus grand que Bethune ait connu au cours de sa vie. Malgré les sentiments très réels et très profonds qu'elle lui inspirait, son désir de la dominer, de la plier et de la façonner condamnait son mariage. Il le reconnaît dans une lettre à Frances, écrite presque un an après le divorce :

Je crois vraiment et sincèrement que je ne veux plus rien de toi. Du moins pas moi, physiquement, en tant qu'homme, ni spirituellement, en tant qu'âme. Je crois qu'entre nous nous avons eu tout le commerce profitable qu'il était possible d'avoir, et nous ne gagnerions rien de plus en prolongeant notre relation. Jamais, à aucun moment, celle-ci ne nous a satisfaits complètement ni l'un ni l'autre ; ne faisons pas d'autres tentatives. Je ne regrette rien de ce qui est arrivé entre nous par le passé, à l'exception d'une chose, ma stupidité essentiellement masculine de ne pas avoir reconnu la réalité, et mes tentatives maladroites en vue de transformer mes fantaisies en faits.

Pardonne-moi si tu le peux. Je suis vraiment désolé du malheur que je t'ai causé. J'étais comme un jardinier gauche et furieux, taillant un arbre en pièces, un arbre vivant, pour tenter de le rendre conforme à son propre dessein fantastique et préconçu. J'ai tenté de te plier, de te refaire, ne te reconnaissant pas pour ce que tu es, mais seulement à travers cette espèce d'idée générique mâle et stupide de toi comme femme, n'importe quelle femme, et non pas comme *une* femme, une espèce particulière

---

* Bethune et Frances possédaient une poupée, symbole peut-être de leur mariage sans enfants. Frances devait dire plus tard : « Saviez-vous que nous possédions une poupée du nom d'Alice ? Elle passait six mois avec son père et six mois avec sa mère, comme tous les bons enfants de divorcés. Beth l'a brûlée à un moment donné en mettant le feu à sa chambre, à Montréal. » De ses relations avec Bethune, elle devait dire : « J'ai laissé Beth plus souvent qu'il ne m'a quittée... La première fois, j'ai divorcé mais la fois suivante, nous avons décidé que, pour jouer franc jeu, c'était à son tour de le faire. Nous voulions avoir une troisième chance, ou rester en plan... »[19]

de femme appelée Frances Campbell Penney. Je sais maintenant que tu dois être considérée uniquement pour ce que tu es. Tu n'as pas à être modifiée. Un homme doit ou bien te prendre telle que tu es ou bien il te détruira et se détruira lui-même en tentant de te modifier...

Cela, je ne le ferai pas. Je crois que tu dois être laissée tranquille, et qu'alors tu fleuriras en paix et en toute quiétude en donnant paix et quiétude à ceux qui t'entourent. Mais sans persuasion ni agression venant d'autrui et, c'est le plus important, sans tentative de ta part de te modifier toi-même en vue de plaire à quelqu'un d'autre.

Il n'y aurait aucune raison de nous séparer complètement si R.E. abandonnait ses soupçons, des soupçons qui s'adressent aussi bien à toi qu'à moi. Je ne suis pas la cause de l'absence d'harmonie entre vous deux. Je ne me pose pas en rival. Il n'a rien à craindre de ma part. N'a-t-il pas affirmé, à votre mariage, qu'il acceptait le principe d'une relation spirituelle entre toi et moi? Il doit l'accepter, ou cela le détruira. Il doit accepter ce que nous avons été l'un pour l'autre dans le passé. Cela ne lui fait aucun mal. Seul l'égoïsme l'empêche d'accepter cela.

Et tu dois vivre ta vie en agissant selon la contrainte intérieure profonde et réelle de ton propre esprit. Tu dois renoncer à l'idée de te conformer à l'image qu'un autre se fait de toi. Fais comme moi, si je puis m'exprimer ainsi; sois toi-même et ne tente pas de plaire aux autres. Cela ne ferait que te mutiler. S'ils ne t'acceptent pas telle que tu es, ôte-toi de leur chemin, laisse-les partir, ou pars toi-même. Ne vis qu'avec ceux qui respectent les besoins spirituels et physiques de ta nature.

La tragédie dans tout ça, c'est qu'à nous deux, R.E. et moi-même, deux hommes qui jurent qu'ils t'aiment, nous t'avons déchirée, violentée, si nous persistons dans cette voie, nous torturerons et détruirons l'une des natures les plus fraîches que Dieu ait jamais créées. Eh bien, je vais faire ma part en te laissant tranquille.

J'accepte avec grâce ce que tu m'as déjà donné et ne te demande rien de plus. Pour moi, c'est la seule façon de te dire que je t'aime. Je ne peux rien faire pour toi sinon te laisser tranquille tout à fait. Nous devons mourir l'un à l'autre. Pour que la paix existe entre R.E. et toi, nous devons mourir l'un à l'autre. Ne nous souvenons de nous que comme d'un rêve.

Au revoir, ma douce Frances. Je t'ai aimée et, pour te le prouver, je te quitte maintenant. Séparons-nous. Au revoir.

Beth

P.S.: Montre cette lettre à R.E. Je l'ai écrite avec autant de loyauté et de sincérité que j'en suis capable. Une âme loyale et sincère l'acceptera pour ce qu'elle est.

B [20]

Tout au cours de ces années, Bethune boit souvent trop et se rend désagréable et même intolérable. Un de ses amis, un artiste, rappelle:

Quand j'ai rencontré Beth pour la première fois, j'ai été attiré vers lui par son intelligence pénétrante, sa personnalité énergique et son intensité, mais j'en suis venu très vite à le considérer comme une menace et, en fait, à le prendre en mauvaise part... Il était un mauvais buveur, c'est-à-dire qu'à mesure qu'il buvait, il devenait de plus en plus irascible et difficile... Beth aimait [jouer au poker]... d'une manière quelque peu dominatrice... Et alors j'ai souvent eu pour partage de lui tenir tête quand il avait bu et laissait transparaître ses côtés les moins bienveillants. Où que nous allions, il se disputait, insultait les gens et s'engageait dans des querelles plus ou moins sérieuses. Beth savait que j'avais été le champion poids lourds canadien de boxe intercollégiale et j'étais beaucoup plus gros que lui; il prenait toujours bien garde de ne jamais s'en prendre à moi. Mais il m'arrivait de le sortir de nombreuses batailles, dont certaines assez vilaines, et de le reconduire chez lui. [21].

Après le divorce, il partage un appartement avec son collègue, le Dr Aubrey Geddes. Ils aiment tous deux les rencontres joyeuses et l'appartement fourmille souvent de médecins, d'artistes, d'écrivains et de poètes qui y passent la moitié de la nuit, buvant et s'entretenant d'une multitude de sujets. Bethune est habituellement le centre d'attraction:

...Le choc des esprits le ravissait et il pouvait faire à peu près n'importe quoi pour placer un mot d'esprit... Nous avions un vaste boudoir et nous utilisions l'un des murs pour écrire les mots d'esprit qui fusaient de la conversation: ce mur en était couvert à la fin de la première année. [22]

Il lit D.H. Lawrence et commence à écrire des poèmes et des nouvelles; mais il consacre la plupart de ses loisirs à peindre pour tenter de démêler ses nombreuses idées contradictoires. «La peinture et l'écriture étaient très importantes à ses yeux. Il répétait souvent: «Je suis un artiste.» Ce qu'il voulait dire, c'est qu'il ne voyait aucune différence entre une intervention chirurgicale et le fait de peindre. Pour lui, ces manifestations étaient étroitement liées.[23]» Son interprétation personnelle du sens de l'art révèle qu'il se considérait beaucoup plus comme un sensible que comme un intellectuel: l'intuition demeure le mot préféré de Bethune quand il qualifie la faculté créatrice. L'art est:

... Très mystérieux, très étrange, le produit naturel du subconscient de l'homme, de tous les hommes, à un certain niveau. Son existence est mise en danger quand il s'élève dans le domaine de la pensée concertée... En élaborant une théorie de l'art, l'esprit rationnel tente d'imposer sa discipline et son ordre au chaos et au désordre apparents de l'émotivité subconsciente. Si on tente ceci... une certaine forme d'art en naît, ordonnée et nette. Grâce à son assujettissement à l'esprit conscient... cette forme d'art vit un temps, puis languit et meurt. Elle ne peut survivre à sa séparation d'avec le subconscient, son grand foyer nourricier. L'esprit (cet étranger dans le grenier) détruit cela même qu'il a découvert.

La plupart des grands artistes de l'histoire ont été, Dieu merci, «stupides», dans le sens mondain du terme. Ils ne pensaient pas trop; ils ne faisaient que peindre. Poussés par une contrainte intérieure irrésistible, ils peignaient comme ils le faisaient, comme ils devaient le faire.

En décrivant le rôle de l'artiste, il fait en partie son auto-portrait, tout en se divertissant à la façon d'un amateur:

Un grand artiste se laisse aller. Il est naturel. Il nage aisément dans le courant de son propre tempérament. Il écoute ses propres voix. Il se respecte. Il possède un creuset d'énergie où il puise plus profondément que dans celui de la connaissance rationelle et logique.

Il remonte à la lumière de chaque jour, ainsi qu'un grand Léviathan des profondeurs, brisant la surface polie des notions reconnues, gai, sérieux, sportif et destructeur. Dans la lumière éblouissante et banale du jour, il goûte la purification procurée par la violence et l'action. Sa soif de vivre est énorme. Il entre impatiemment dans la vie de l'homme, de tous les hommes. Il embrasse le monde d'un œil omniprésent, d'un œil qui regarde vers le haut, vers l'extérieur, vers l'intérieur et vers le bas, compréhensif, critique, tendre et sévère. Il plonge ensuite de nouveau vers les profondeurs de cet autre monde, étrange, mystérieux, secret et unique. Et là, dans ces profondeurs, il donne naissance à cet enfant de son être: de nouvelles formes, de nouvelles couleurs, de nouvelles blessures, de nouveaux mouvements qui rappellent ceux que l'on connaît, semblables et pourtant dissemblables; étranges et pourtant familiers; calmes, profonds et sûrs.

L'artiste a pour fonction de déranger. Son devoir est d'éveiller les assoupis, d'ébranler les piliers de suffisance du monde. Il rappelle au monde sa sombre ascendance, lui montre son présent, et lui indique la voie de sa nouvelle naissance. Il est à la fois le produit et le précepteur de son époque. À la suite de son passage parmi nous, nous sommes troublés et incertains de nos réalités trop facilement acceptées. Il inquiète l'immobile, le stable et le paisible. Dans un monde terrorisé par le changement, il prêche la révolution, principe de vie. Il est un agitateur, un trouble-fête, rapide, impatient, positif, turbulent et inquiétant. Il est l'esprit créateur de la vie travaillant dans l'âme des hommes.[24]

La propre peinture de Bethune souffre de son désir «d'ébranler les piliers de suffisance du monde.» La contrainte qu'il éprouve d'élargir ses champs d'intérêt, et son incapacité, par le fait même, à se restreindre à un champ étroit l'empêchent d'obtenir ce qu'il définit comme les besoins fondamentaux de l'artiste: «du temps à soi, un immense calme, l'intimité et la solitude.[25]» Les résultats des quelques moments qu'il consacre à la peinture dénotent des qualités très supérieures à la moyenne des peintres. Ses travaux sont intenses et puissants, dominés par les tons sombres. Se fût-il accordé le temps, et eût-il possédé l'auto-discipline nécessaire, il eut pu devenir un excellent artiste.[26]

Plutôt que d'exploiter à fond ses propres talents artistiques, il tente de les développer chez les autres. Tôt en 1936, il loue dans le centre-ville de Montréal un appartement de trois pièces qui donne à la fois sur le bas de la ville et sur le fleuve Saint-Laurent. S'y trouvant parfois isolé et privé d'affection, il propose à Fritz Brandtner de transformer son logis en studio où celui-ci et d'autres artistes pourraient donner des cours, aux frais de Bethune, aux enfants défavorisés. Le Montreal Children's Creative Art Centre ouvre ses portes vers la fin de l'été 1936 et dispense des cours trois après-midis par semaine ainsi que le samedi matin. Marian Scott, qui en fut l'un des professeurs, explique les motifs de Bethune:

> Beth avait toujours vivement ressenti que si les enfants... qui menaient une vie si difficile au moment de la crise économique, pouvaient venir travailler avec des couleurs, même pendant une brève période de temps chaque semaine, et être libres de dessiner et d'exprimer leurs idées ou leurs sentiments, cela pourrait peut-être les aider plus tard à faire face à des privations.[27]

Sous la direction de Fritz Brandtner, les enfants sont invités à se libérer de leur énergie créatrice. On les emmène d'abord en expédition dans différents coins de la ville où ils esquissent des usines, des bâtisses, des gens dans les parcs et dans les rues. À leur retour, on leur fournit de la peinture et de grandes feuilles de papier qu'ils étalent sur le plancher. Une étudiante, qui allait plus tard devenir une artiste professionnelle, parle en ces termes de ce qu'elle a ressenti en suivant ces cours: «Pour la première fois de ma vie, j'entendais quelqu'un dire: «Vas-y et peins ce que tu veux, peu importe ce que tu préfères peindre.» À cette époque, ce système n'existait pas dans les écoles. Je dirais que c'était le ton de l'école... chacun y faisait exactement ce qu'il préférait faire et les résultats étaient vraiment bons.[28]» Cette école nouvelle attire l'attention de plusieurs, et les travaux nombreux des jeunes enfants sont exposés plusieurs fois.

Bien qu'il émette parfois des opinions politiques radicales pour le seul plaisir de l'argumentation, les idées anti-conformistes de Bethune demeurent très conservatrices. Il ne manifeste d'ailleurs que peu d'intérêt pour la politique et le gouvernement avant le début des années 1930. Son ami Georges Mooney, qu'il rencontre en 1933, voit en lui «un Tory de gauche... [qui] devait progressivement pencher vers une sorte de centrisme puis... vers une position généralement de gauche.[29]» Ses idées se situent à droite du centre jusqu'en 1934. Selon George Holt, qui en viendra aux prises avec lui au cours d'une discussion passionnée au sujet de la gestion du travail et qui tentera en vain de le dissuader de son point de vue antisyndical, il y avait, dans la pensée de Bethune, «une tendance très nette vers la droite.[30]» Il rencontre au cours de la même année les artistes Jean et Jori Palardy, qu'il qualifie plus tard à Marian Scott de «trop politisés pour moi.[31]» Jean Palardy se souvient qu'en 1934, Bethune était «anti-socialiste».[32]

Les premiers soubresauts de sa conscience politique sont étroitement liés à sa perception du rôle social de la médecine. Ses découvertes en recherche clinique et sa pratique de la chirurgie le portent à imaginer un paradis aussi beau que glorieux dont la maladie aurait été éliminée. S'efforçant avec impatience de créer ce paradis, il voit en tout obstacle une force réactionnaire et pernicieuse. Quand il en vient à croire que la tuberculose pourrait être éliminée par une action massive et concertée, il prêche cette idée auprès de ses amis et de ses collègues. Il croit que, grâce à des techniques préventives, la tuberculose pourrait être presque entièrement enrayée. À ses yeux, il s'agirait là d'un accomplissement artistique de beaucoup supérieur au palliatif de la chirurgie. Mais comme ses propres efforts personnels en ce sens ne semblent pas suffisants, il attache une plus grande importance à la société qu'à l'individu. Dans un article, paru en 1932, il décrit en ces termes «le lien étroit qui existe entre l'économique et le pathologique»:

> Le traitement de la tuberculose pulmonaire pose deux problèmes. Le premier consiste dans l'individu infecté, considéré dans son ensemble, agissant et réagissant selon son environnement social et physique, et le second, dans la réaction du corps de cet individu, et plus particulièrement de ses poumons, à la présence du bacille tuberculeux. Le bacille tuberculeux peut être considéré, comme c'est réellement le cas, comme simplement un autre facteur de l'environnement de l'homme, facteur qui se heurte

à lui, cause certaines modifications dans son corps et altère son comportement. Les données économiques et sociales passent alors au premier plan, tandis que les données physiologiques sont reléguées au second. En dernière analyse, elles réagissent sur les autres et sont indissociables. Trudeau l'a bien dit: « Il existe une tuberculose du riche et il existe une tuberculose du pauvre. »

> Le riche s'en tire et le pauvre en meurt... Le manque de temps et d'argent tue plus de tuberculeux que le manque de résistance à cette maladie. Le pauvre meurt parce qu'il n'a pas les moyens de vivre. Le sociologue et l'économiste rencontrent ici le médecin sur un terrain commun.[33]

Insatisfait de ses efforts visant à intéresser les membres de sa propre profession à ses idées, il commence à donner des conférences publiques. En 1934, parlant au Canadian Progress Club de Montréal, il mène une enquête imaginaire sur les circonstances de la mort de John Bunyan, victime de la tuberculose. Après avoir subi un examen médical au stéthoscope, Bunyan voit sa maladie s'aggraver. Un second médecin, grâce aux rayons X, découvre que Bunyan souffre de tuberculose et l'envoie au sanatorium. Sa maladie ayant atteint une phase critique, Bunyan obtient son congé du sanatorium encombré et retourne chez lui. Avant de mourir, il contamine sa femme et son enfant. La famille Bunyan, dont la grand-mère de celui-ci, vivait dans une maison de rapport sale et surpeuplée. Pendant vingt ans, la grand-mère Bunyan avait porté des germes actifs de tuberculose. On trouve, parmi les responsables de la mort de Bunyan, le propriétaire qui n'a pas amélioré les conditions de vie; le premier médecin qui s'est fié à son stéthoscope; le second médecin qui, assez au fait pour utiliser les rayons X, néglige d'examiner la famille de Bunyan; les autorités du sanatorium qui ont libéré prématurément le malade; et le gouvernement qui a permis à un homme, handicapé à 50% et constituant un danger tant pour sa famille que pour la société, de retourner chez lui et de reprendre son travail.

Agissant à la fois comme juge et comme jury, Bethune les met tous en accusation, puis donne une liste de suggestions, certaines très radicales pour l'époque, dans le but de prévenir de telles morts. Une vaste campagne de publicité devient nécessaire afin d'informer le grand public sur la nature de la tuberculose. Les étudiants en médecine doivent recevoir de plus amples renseignements sur la maladie. La radiographie des enfants à l'école permettrait de déceler tôt la tuberculose. Toutes les infirmières, les bonnes d'enfants, tous ceux qui manipulent de la nourriture à Montréal devraient subir un examen physique complet. Tous les cas de tuberculose active devraient être isolés. Enfin, on devrait créer un «établissement à mi-chemin» entre le sanatorium et l'industrie afin de permettre aux malades partiellement guéris de leur tuberculose de travailler dans l'industrie légère. Ces industries seraient subventionnées et protégées par le gouvernement, seul organisme ayant les capitaux et les pouvoirs nécessaires pour implanter un projet d'une telle envergure[34].

Ses opinions, neuves et radicales, ne sont partagées que par quelques collègues, politiciens et profanes. En collaboration avec George Mooney, alors secrétaire du Y.M.C.A. de Verdun, en banlieue de Montréal, Bethune ouvre une clinique gratuite. Tous les samedis, dans le bureau de Mooney, il traite gratuitement les femmes, les enfants et les chômeurs[35]. Presque un geste politique, la clinique de Verdun constitue la réaction spontanée et courroucée de Bethune face à sa propre profession et à un gouvernement indifférent à la souffrance, mais il demeure politiquement conservateur. Au cours d'un dîner-causerie au Canadian Club, en 1935, Bethune, en furieux désaccord avec un conférencier qui fait l'apologie du système médical russe, s'excite tellement que Mooney a de la peine à l'empêcher de provoquer ouvertement le conférencier en plein milieu de son exposé. Après la réunion, Mooney explique à Bethune que le seul moyen de juger des opinions du conférencier est d'aller en Russie soviétique voir par lui-même de quoi il retourne[36].

En août, Bethune se rend à Moscou et à Léningrad pour assister au Congrès international de physiologie. Ni le Congrès lui-même, ni la présence d'Ivan Pavlov, le grand homme de science russe, ne retiennent beaucoup son attention. Comme il l'expliquera plus tard, d'autres raisons motivent sa venue:

En fait, je ne suis pas allé... en Russie pour assister à un congrès de physiologie. Je suis allé en Russie pour des raisons beaucoup plus importantes. J'y suis d'abord allé pour voir les Russes et pour voir ce qu'ils faisaient en vue d'enrayer l'une des maladies contagieuses les plus faciles à enrayer: la tuberculose[37].

Bethune visite des hôpitaux et des cliniques, prenant constamment des notes, questionnant, louangeant, critiquant ouvertement. À un moment donné, il récuse avec insistance les prétentions d'un officiel soviétique qui prétend que le régime aurait éliminé la prostitution. Ne tenant pas compte des arguments statistiques de l'officiel énervé, Bethune lui offre de l'accompagner dans les rues de Moscou pour prouver ce qu'il avance[38].

Après un séjour de plus de trois semaines durant lesquelles il aura «... nagé dans la Néva, marché sans entraves dans les rues, regardé par les fenêtres, fait le tour des galeries d'art, des marchés et des boutiques, — un mélange de Walter Winchell, de voyeur et d'innocent à l'étranger,[39]» il rentre à Montréal. Le soir même de son retour, il rencontre Jean Palardy à une conférence donnée par le chef socialiste américain, Norman Thomas. Il raconte à Palardy qu'il a vu des «choses extraordinaires» et que, même s'il avait cru bon de rabattre les prétentions de quelques médecins soviétiques vantards, il est revenu profondément impressionné par leur système d'hospitalisation, de bien-être et de médecine sociale[40]. Au milieu des années 1930, rares étaient les visiteurs en Union soviétique et on écoutait ardemment leurs opinions et leurs observations, particulièrement si elles confirmaient les préjugés alors en cours au Canada. Quand il décrit ses réactions face à l'U.R.S.S., il est irrité par le sentiment anticommuniste qu'il rencontre, ce qui tend à accentuer les opinions positives qu'il rapporte de son voyage.

En décembre 1935, la Société médico-chirurgicale de Montréal invite les quatre médecins qui ont assisté au Congrès à livrer leurs impressions à une réunion de la Société. Délibérément, Bethune parle le dernier:

Je me suis fait à l'idée, dit-il, de défendre la position opposée à celle que les autres défendraient, puisque j'étais à peu près certain de leur unanimité. S'ils allaient déprécier la Russie, je la louangerais, et s'ils allaient la louanger, je la déprécierais. Et cela, non pas dans un esprit de pure perversité, mais par souci de la vérité, qui me paraît très souvent consister en une conjoncture d'aspects irréconciliables de la réalité. Tout ce qu'on peut dire de la Russie est vrai, — relativement vrai, — mais non pas en termes absolus, bien sûr.

Après avoir, avec esprit, établi une comparaison entre la Russie soviétique et le «Pays des merveilles», de Lewis Carroll, il décrit les observations et les opinions possiblement contradictoires auxquelles les visiteurs peuvent parvenir en U.R.S.S.:

Isadora Duncan, dans son autobiographie, raconte son accouchement: «Je gisais là, fontaine jaillissante de sang, de lait et de larmes.» Que penserait quelqu'un en voyant pour la première fois une femme en couches et ne sachant pas ce qui lui arrive? Ne serait-il pas stupéfait devant le sang, la douleur, la cruauté apparente du personnel, devant toute la technique révoltante de l'accouchement? Il crierait: «Arrêtez, faites quelque chose, au secours, police, au meurtre!» Ensuite, dites-lui que ce qu'il voyait là, c'était un nouvel être qui naissait au monde, que le mal passerait, que la douleur et la laideur étaient nécessaires et seraient toujours nécessaires à toute naissance. Sachant cela, que pourrait-il dire en vérité de cette femme en douleurs? N'est-elle pas laide? Oui. N'est-elle pas belle? Oui. N'est-elle pas pitoyable, risible, grotesque et absurde? Oui. Et *toutes* ces choses seraient vraies.

La Russie procède maintenant à sa renaissance, et les sages-femmes et les accoucheurs sont tellement occupés à garder en vie le précieux bébé qu'ils n'ont pas encore eu le temps de nettoyer les dégâts. Et ce sont ces dégâts, ces sales dégâts inconfortables et parfois stupides qui blessent l'œil et font lever le nez de ces mâles timides et de ces femelles vierges affligées d'une frigide stérilité de l'âme... qui n'ont pas assez d'imagination pour voir derrière le sang la signification de la naissance. La création n'est pas et n'a jamais été un geste de bon ton. Elle est rude, violente et révolutionnaire. Mais pour ces cœurs courageux qui croient en l'avenir illimité de l'homme, en sa destinée divine dont il fera ce qu'il voudra parce qu'elle repose en ses mains, la Russie offre aujourd'hui le spectacle le plus exaltant de l'esprit mouvant, progressif et héroïque de l'homme depuis la Renaissance. Nier cela équivaut à nier votre foi en l'homme, et cela constitue une faute impardonnable, l'apostasie finale[41].

L'allocution provoque de nombreux commentaires au sein de la communauté médicale, mais ne reçoit aucune publicité à l'extérieur. Ses louanges à l'endroit de l'Union soviétique ne surprennent pas ceux qui disent connaître Bethune et, pour certains d'entre eux, elles étaient prévisibles. Mais aux yeux de certains autres, elles constituent l'apostasie finale de Bethune. Ayant son franc parler en tant que médecin, rebelle social, il affiche maintenant une prise de position politique hautement impopulaire. Pour parler clair, « il n'a pas sa place ici ».

Avant même son allocution de décembre, il en était arrivé à une opinion sévère sur l'organisation des soins médicaux au Canada. Comparé à celui de l'Union soviétique, le système canadien se révèle singulièrement rétrograde. Inspiré par l'exemple soviétique, Bethune commence à travailler à un projet qui forcerait tous les niveaux du gouvernement canadien à adopter la médecine d'État. À l'automne de 1935, il réunit dans son appartement un groupe de médecins, d'infirmières, de dentistes, de travailleurs sociaux et de profanes intéressés aux problèmes de la santé. Bethune agissant comme président d'assemblée, ils décident de définir un projet détaillé visant à l'application d'une politique de médecine d'État. Chaque membre de ce qui sera connu sous le nom de « Groupe montréalais pour la sécurité de la santé populaire » se voit confier un secteur de recherche. Le but premier de cette initiative est d'analyser l'organisation des soins médicaux dans chacun des principaux pays européens et d'établir la comparaison avec ce qui se fait dans ce domaine au Canada et aux États-Unis.

Tout au long de l'hiver et du printemps 1936, le groupe se réunit pour présenter des rapports et débattre les nombreux points de vue exposés. Bethune guide le groupe dans ses délibérations, rassemble de la documentation de recherche, et prononce des allocutions où il presse le gouvernement d'agir. À Memphis, au Tennessee, parlant de l'évolution de la chirurgie thoracique à la *Mid-South*

Post-Graduate Medical Assembly, il conclut par une apologie vibrante de la médecine d'État:

Dans le monde d'aujourd'hui, la lutte se fait entre deux genres d'hommes: ceux qui croient à l'ancien individualisme de la loi de la jungle, et ceux qui croient aux efforts collectifs en vue d'assurer une meilleure vie à tous.

Quittons notre isolement et comprenons les réalités de la crise économique actuelle. Le monde se transforme devant nos propres yeux, et déjà la barque d'Esculape commence à sentir sous sa quille la vaste lame de fond et le mouvement de la marée montante mondiale qui entraînent tout, balayant sur son passage les anciens paysages et les anciens décors, et que ne refoulera pas le roi Canut de l'Association médicale américaine[42].

Le Dr Duane Carr, celui-là même qui avait invité Bethune à Memphis, devait dire à propos de cette allocution: «Il a causé toute une sensation. C'était... une des régions les plus conservatrices des États-Unis, ce qu'il avait senti aussitôt, et j'avais l'impression qu'il charriait un peu plus qu'il ne fallait, parce qu'il goûtait vraiment la réaction de son auditoire[43].»

Nombre de médecins s'inquiètent des effets de la dépression économique sur la qualité des soins médicaux au Canada, bien que très peu d'entre eux soient prêts à endosser les solutions radicales que Bethune propose. La Société médico-chirurgicale invite Bethune à défendre la cause de la médecine d'État à sa réunion mensuelle d'avril 1936. Il commence par soutenir que la question des soins médicaux relève de l'éthique, de la morale, et qu'elle est directement liée tant au politique et au social qu'au domaine médical dans ses données économiques. Le capitalisme définit la pratique de la médecine au Canada, et le système est aux prises avec une crise économique grave, avec une «maladie mortelle qui requiert un traitement systématique», mais «ces mesures palliatives sont des cachets d'aspirine contre un mal de tête d'origine syphilitique. Ils peuvent soulager, mais ne soigneront jamais.» Utilisant des données tirées de diverses études américaines récentes, il soutient que, dans les conditions actuelles, un pourcentage étonnamment élevé de gens ne reçoivent à toutes fins pratiques aucun soin médical de quelque nature que ce soit. En même temps, à cause du type de « paiement pour services rendus » qu'on pratique, et qu'il qualifie de « moralement troublant », de nombreux médecins sont insuffisamment payés parce que la plupart des gens sont incapables de régler leurs frais médicaux.

Il expose ensuite les solutions qui, selon lui, pourraient résoudre les problèmes. Alléguant que le système doit être modifié, il exige que le gouvernement assume la responsabilité de pourvoir aux soins de la santé de tous les citoyens :

> La médecine d'État et l'abolition ou la restriction de la pratique privée sembleraient être la solution réaliste au problème. Bannissons le profit, le profit économique privé, de la médecine et purifions notre profession de la rapacité individualiste. Faisons en sorte qu'il soit disgracieux de nous enrichir aux dépens de la misère humaine. Organisons-nous de manière à n'être plus exploités par nos politiciens. Redéfinissons l'éthique médicale, non pas comme un code d'étiquette professionnelle entre médecins, mais comme un code de moralité fondamentale et de justice entre la Médecine et les gens.

Il exhorte tous les travailleurs médicaux et sociaux à se regrouper au sein d'une « grande armée... pour porter une attaque collective contre la maladie ». En s'organisant ainsi, grâce à l'exercice par eux d'un gouvernement autonome démocratique, tous les travailleurs de la santé pourraient présenter au gouvernement un projet de médecine d'État, selon lequel le gouvernement pourrait alors abolir toutes les formes d'organismes de charité. Tous les soins requis par la santé seraient soumis au contrôle de l'État, et administrés par des travailleurs de la santé rémunérés par l'État.[44].

Le fondement philosophique de l'argumentation de Bethune avait déjà été adopté par le Groupe montréalais pour la sécurité de la santé populaire. Trois mois plus tard, le Groupe met au point un plan de travail détaillé qui doit mener à l'établissement d'un système étatique des soins médicaux. Il propose plusieurs plans expérimentaux qui, sous une saine administration, seraient étudiés les uns par rapport aux autres. Selon les résultats obtenus à la fin de la période d'essai, un plan pourrait être formulé pour l'ensemble de la province. Voici les quatre projets qui auraient pu être mis à l'essai:

1. Un système de médecine municipale. On choisirait un hôpital de Montréal où l'ensemble du personnel serait salarié. Les taxes municipales et des subventions provinciales couvriraient les frais et les salaires. On soumettrait l'hôpital à une enquête rigoureuse de façon à déterminer les coûts et à ce qu'il soit placé sur une base rentable et saine;
2. L'assurance-santé obligatoire. Une communauté entière paierait de l'assurance-santé en vue de déterminer les frais réels et la capacité de la communauté à rencontrer ces frais;
3. L'assurance-santé volontaire. On l'établirait dans une communauté de cinq à dix milles âmes;
4. Les soins aux chômeurs. On adapterait ce système uniquement sur la base du « paiement pour services rendus» dans toute la province de Québec, et les impôts financeraient le projet.[45]

Ces propositions sont contenues dans le rapport de 3500 mots qui résume les constatations du comité après plus de six mois d'étude des différents régimes de santé, tels que pratiqués dans d'autres pays. Dans son ensemble, le rapport endosse le concept de la médecine d'État et soutient qu'on pourrait formuler une solution viable et adaptée aux conditions de vie canadiennes par une application systématique de ses quatre projets. En juillet 1936, à la veille des élections québécoises, on remet le rapport au premier ministre Godbout, au chef de l'opposition Maurice Duplessis, et à chacun des cinquante candidats et plus des circonscriptions montréalaises; des exemplaires avaient été envoyés à toutes les associations médicales, dentaires et infirmières, aux organismes sociaux et de charité ainsi qu'aux autorités ecclésiastiques de Montréal.

La réaction de la profession médicale, des partis politiques et du public déçoit amèrement Bethune. Les mois de lectures, les longues rencontres à son appartement, les discours et les fortes tensions émotives, tout aboutit à un cul-de-sac. La gent médicale se révèle généralement hostile. Elle craint le gouvernement et croit que les médecins perdront leurs droits en tant qu'individus. À la lumière des événements futurs, aucun des projets n'était radical; mais en 1936, ils l'étaient tous. Ni les politiciens ni le public n'étaient prêts à accepter une mainmise aussi puissante de l'État sur quelque secteur que ce soit. La peur du communisme russe condamne les espoirs de Bethune et du groupe. La proposition ne pouvant recueillir que quelques voix isolées, ainsi que l'indifférence et l'hostilité de plusieurs régions, tout cela le bouleverse. Mais il n'en est pas ébranlé; seulement attristé. Il prévoyait le résultat quand il s'était lancé dans cette campagne avec toutes ses ressources physiques, intellectuelles et émotives. Il pouvait, mieux que la plupart des hommes, s'imposer des difficultés, courir des risques et survivre à une défaite temporaire.

Il supporte cependant plus difficilement le rejet que lui oppose la profession médicale. Même s'il comprend l'aversion de ses confrères pour son comportement social, il ne peut accepter leur apparente incapacité à dissocier l'homme de ses concepts médicaux et politiques. À l'extérieur de la salle d'opération ou du cabinet de consultation, les médecins semblent perdre cette perspective qui leur vaut leurs succès au sein de leur propre milieu professionnel. Plusieurs d'entre eux craignent de faire les pas qui lui semblent nécessaires pour améliorer le bien-être physique de la population. D'autres ne se sentent pas concernés, satisfaits qu'ils sont de restreindre leurs intérêts aux aspects techniques de leur spécialité.

Cela, il le ressent vivement quand il intervient auprès de ses confrères pour qu'ils prennent les mesures qui, croit-il, sont capables d'enrayer la tuberculose. Mais trop peu d'entre eux semblent en mesure ou désireux de voir au-delà de l'immédiat. Cela reste vrai quand il se fait l'avocat d'une forme de médecine d'État. Au cours de son allocution d'avril à la société médico-chirurgicale, il avait imploré ses collègues:

> ... de discuter plus souvent de grands problèmes de notre temps et pas tellement des cas intéressants; des relations entre la médecine et l'État; des devoirs de la profession envers le peuple;

du contexte économique et sociologique dans lequel nous vivons. Reconnaissons que nos problèmes actuels les plus importants sont de nature économique et sociale et non pas technique et scientifique dans le sens étroit où nous entendons ces mots.[46]

Il avait toujours trouvé les médecins bornés et peu intéressés aux questions culturelles. Il les croit maintenant coupables d'une accusation plus grave. Leur intérêt premier semble être leur propre statut social, résultat direct des profits tirés de la pratique de la médecine. Ce statut, Bethune le menace en se faisant l'avocat d'un projet qui modifierait radicalement leur position sociale économique et indépendante.

Le rejet de ses projets par sa profession porte aussi une vive atteinte à son amour-propre. Il est toujours en quête de reconnaissance: «Il voulait désespérément être utile[47]», dira-t-on. Pourtant, il prend des distances avec sa propre profession, vivant en marge de la société, ostracisé et désorienté. Cette recherche constante d'un moyen d'expression qui fut en accord avec son désir de vivre une vie significative et éclatante, il le trouve à l'intérieur du communisme marxiste.

Même s'il a rejeté le christianisme organisé, il n'en a pas moins conservé le zèle évangélique de ses parents missionnaires. Il en est profondément conscient quand il écrit: «Mon père était évangéliste et je descends d'une race d'hommes... aux convictions passionnées... ayant... une vision de la vérité...». Tous ses actes portent la marque évidente d'une «formidable impulsion à agir, à faire.[48]» Ces traits, il les retrouve à l'intérieur du mouvement communiste. Là aussi, les gens sont voués à l'action et veulent la poursuivre jusqu'à son accomplissement, ce qui plaît à Bethune. De même, il aime leur engagement selon lequel on peut planifier l'avenir en faisant table rase d'abord du politique et du social. Par définition, les communistes s'opposent à la tradition et aux droits acquis. Grâce à la révolution, le passé prendrait fin et l'avenir commencerait. Il s'agit d'un équivalent politique à la pensée de Bethune concernant certains aspects de la médecine.

Les données intellectuelles de base du marxisme l'intéressent. Il a lu peu de littérature marxiste, mais son esprit délié absorbe rapidement ce qu'il lit. Le secrétaire du Parti communiste du Québec, Stanley Ryerson, qui donne une série de conférences auxquelles assiste Bethune, se souvient de lui en ces termes:

Je me souviens qu'il me demandait: «Qu'est-ce que je devrais lire?» et moi je lui répondais: «Commencez par le *Manifeste du Parti Communiste et Socialisme: science ou utopie*, d'Engels, ainsi que *l'État et la révolution* de Lénine.» Je pense qu'il a lu la plupart des ouvrages de base, mais qu'il n'a jamais eu l'occasion de lire plus à fond... d'entreprendre une véritable étude des questions théoriques... mais il était théoriquement très actif... Des questions qui avaient trait à la réalité et à l'expérience orientaient son esprit vers de grandes questions avec lesquelles il se débattait aussitôt... Il était doué d'une terrifiante force de pénétration instantanée, et d'une forme d'esprit qui lui faisait voir rapidement les rapports existant entre les données pratiques et théoriques.[49]

Son premier contact direct avec le Parti communiste canadien remonte à son retour d'Union soviétique. Louis Kon, russe de naissance naturalisé canadien, qui avait mis sur pied une organisation appelée «Les amis de l'Union soviétique», est attiré par la description que fait Bethune de son récent voyage. Après une première rencontre au cours de laquelle Kon prête à Bethune un livre intitulé *Dialogues moscovites*, il invite celui-ci à devenir président de l'organisation. Une lettre à Marian Scott fait part de ses premières réactions:

... Il semblerait que sir Andrew MacPhail ait parlé de moi ou m'ait recommandé. Pourquoi? Je ne saurais dire parce que, depuis mon voyage, je ne me suis pas tout à fait confondu en compliments à certains endroits (selon, bien entendu, mes auditoires! — je débordais d'enthousiasme devant les réactionnaires et minimisais celui-ci devant les radicaux).

La question se pose plutôt à savoir si oui ou non je puis consciencieusement assumer une telle responsabilité. J'ai exprimé franchement mon attitude à M. Kon, lui disant en définitive que même si, en théorie, je suis tout à fait d'accord avec l'idéologie de cette religion moderne, certains de ses aspects pratiques m'ont dérangé, et plutôt profondément. Bref, que je ne croyais pas que le communisme tel qu'on le pratique aujourd'hui en Russie convienne aux Anglo-Saxons (de cœur, l'Anglo-Saxon prédomine) de ce pays... mais qu'au fond... je suis profondément sympathique à la Russie. À ma surprise, il s'est trouvé d'accord avec moi.

J'ai ajouté que je me méfiais profondément de la social-démocratie et de la C.C.F. parce que les deux mouvements ne s'aperçoivent pas qu'est absolument inévitable l'usage de la force, et de la force seule, comme véritable moyen de persuasion.

Les nantis n'abandonnent *jamais* ni l'argent ni le pouvoir à moins d'être subjugués par des forces physiques plus fortes que les leurs. La démocratie reviendra, de même qu'elle reviendra en Russie, seulement après que le peuple aura été conditionné, comme il est en train de l'être, à son nouveau mode de vie, mais la démocratie se révèle de prime abord incapable d'initiative ou de sollicitude, ignorante et pleine de bonne volonté. On ne peut lui permettre de guider le navire que lorsque la route est tracée.

Eh bien, que devrais-je faire? Croyez-vous que je puisse en toute conscience occuper ce poste? Je ne crois pas en connaître assez. Je me sens très ignorant. Pourtant, je sens en moi une formidable impulşion à faire quelque chose, à agir. J'ai horreur qu'on me croit de ces gens de l'intelligentia qui parlent et parlent et parlent et s'abreuvent de leurs propres paroles. On sent que leur cœur est froid et qu'il s'agit seulement d'un problème intellectuel. D'un jeu.[50]

Hospitalisé, alors, à cause d'une grave jaunisse, Bethune prend quelque temps à se décider. Il répond à Louis Kon près de trois semaines plus tard:

Je vous suis très obligé d'avoir eu la gentillesse de me prêter les «*Dialogues moscovites*». Je trouve ce livre d'autant plus intéressant qu'on n'a jamais expliqué de façon satisfaisante à mes yeux la philosophie de base du communisme...

En ce qui a trait maintenant à la question de la présidence, je serai parfaitement franc avec vous pour que vous compreniez exactement ma position.

Je me sens incapable d'accepter et ce, pour deux raisons. La première est que je ne suis pas, pour le moment, parfaitement convaincu que le communisme constitue la solution au problème. Si je l'étais, je vous assure que non seulement j'accepterais, mais que je deviendrais membre du parti communiste. Ce qui me fait hésiter à accepter? Ceci: mon profond sentiment d'individualisme, le droit d'un homme de marcher seul si tel est sa nature, mon aversion des foules et de l'embrigadement. Peut-être toutes ses craintes sont-elles illusoires et n'entrent-elles pas nécessairement en conflit avec la pratique du communisme, même si elles semblent être résolues dans la théorie, mais j'ai peur. Cela dit, je dois lire davantage, peser encore plus ce problème. Bref, je ne suis pas prêt.

En second lieu, tel étant le cas, il serait insensé de compromettre la seule position, économique et professionnelle, que je possède, en m'associant, si peu que ce soit, avec une organisation de tendances communistes comme la vôtre. Si mes sentiments envers le communisme étaient aussi forts ou aussi purs qu'ils devraient l'être, cette menace à mes moyens de subsistance ne constituerait d'aucune façon un obstacle. Mais je me vois un peu comme l'image ironique et risible d'un demi-converti condamné au bûcher contre son gré à cause de demi-convictions.

Tout tourne donc autour de ceci; je ne suis pas prêt pour le moment à m'engager à fond avec vous.[51]

Mais la solitude reste son partage et, seul, il ne peut agir efficacement. Il poursuit son étude des fondements théoriques du marxisme et commence, au début de 1936, à assister aux réunions du Parti communiste*.

En mai 1936, il se rend au congrès annuel de l'*American Association of Thoracic Surgery*, frémissant du désir

---

* Nous avons interviewé un certain nombre de communistes ou correspondu avec eux, en vue de déterminer plus précisément le moment où Bethune a adhéré au Parti. Aucun document n'avait été conservé, et plus particulièrement après l'adoption de la Loi du Cadenas qui, au Québec, permettait de perquisitionner dans les maisons et autres lieux d'habitation en vue de confisquer des documents de tout genre. La Loi visait le Parti communiste. Personne, ni Stanley Ryerson, ni le leader national, Tim Buck, ni l'organisateur national Sam Carr, ne put fournir une date exacte. Mais comme il décidait à une date aussi tardive que le 18 octobre 1935 de ne pas joindre les rangs et qu'il en était devenu membre au moment de son arrivée en Espagne, on peut conclure qu'il y est entré en 1936. On croit, puisqu'il assiste aux réunions tôt en 1936, qu'il est entré au Parti au printemps de cette année-là.

de dégonfler la complaisance et l'insensibilité des chirurgiens thoraciques. Il apporte avec lui un article auquel il a travaillé plusieurs mois, intitulé: « Quelques erreurs techniques et fautes de jugement commises durant 1000 opérations en chirurgie thoracique. » Au Dr Richard Meade, avec qui il collabore au niveau du programme, il écrit: « Ceci devrait les faire frémir! — je commence à être très fatigué (et envieux!) de brillants résultats couronnés de succès. Alors j'ai [colligé] 25 'bévues' que j'ai commises et je voudrais que les autres me rejoignent au confessionnal public pour le bénéfice des jeunes.[52] » Son intervention en fait effectivement frémir et rager plusieurs. D'autres sont impressionnés. Le Dr Duane Carr, trouvant Bethune « courageux », décèle dans ses motifs la volonté « ...d'aider les autres à éviter les erreurs qu'il a lui-même commises. Cela avait une très grande valeur aux yeux des jeunes qui ont entendu les interventions et, s'ils ont écouté, ils sont devenus par le fait même de meilleurs chirurgiens thoraciques.[53] » Bethune, bien entendu, n'avait pas commis 1000 erreurs, mais plusieurs chirurgiens thoraciques s'opposent violemment à proclamer la confession de l'un de leurs éminents collègues et l'article ne devait jamais être publié. Un collègue décrit son humeur au cours du congrès:

> ... Il était vêtu d'une chemise noire qu'il portait de toute évidence, depuis un mois. Il avait un petit sac qu'il m'a montré en l'ouvrant devant moi. Il y transportait un annuaire téléphonique pour laisser croire, quand il s'enregistrait dans un hôtel, qu'il avait des bagages, alors qu'il n'en avait pas et voyageait sans encombre... Il entra chercher un cintre dans l'hôtel afin de mesurer le niveau du réservoir parce que la voiture n'avait pas de compteur. La voiture venait de passer trois jours devant l'hôtel et il ne s'en était pas servi depuis son arrivée à Rochester... Nous nous sommes aperçus en plongeant le cintre dans le réservoir que celui-ci était à sec. Il avait conduit jusqu'à l'hôtel de justesse, mais telle était la vie de Norman.[55]

Bethune revient à Montréal en juin. Comme toujours, il n'a obtenu, grâce à sa méfiance hargneuse, qu'une satisfaction temporaire. Entre-temps, il doit faire face à la solitude de sa vie personnelle. Désireux de trouver de la compagnie, il tente vainement de colmater la brèche qui reste béante depuis le départ de Frances. Il connaît plusieurs femmes à Montréal et, selon le Dr Geddes :

Il exerçait un extraordinaire pouvoir d'attraction sur les femmes. Elles aimaient l'écouter et le suivre dans ses pérégrinations. Je ne crois pas avoir jamais connu quelqu'un qui attirât les femmes avec autant de magnétisme que lui. Je me souviens d'une femme brillante, d'une très belle femme... [qui] a dit : « Je ne l'ai vu qu'une fois et je n'ai jamais rencontré de mâle aussi agressif.[56] »

En 1935, il tombe éperdument amoureux d'une femme mariée, et croit pour un temps qu'une relation permanente pourrait s'établir avec elle. Il n'en sera rien. Il lui écrit :

Il me plaît de m'asseoir et de penser que tu te trouves auprès de moi, tout à côté de moi, à quelques coins de rue seulement. Je suis très conscient de ta présence et très heureux à cause d'elle, mais triste aussi, chérie, sachant que nous sommes, toi et moi, liés l'un à l'autre, que nous semblons être destinés, pour le meilleur et pour le pire, à vivre ensemble une partie de notre vie.

Peut-être est-ce présomptueux de ma part, mais je ne le pense pas. Et tu le ressens aussi, si ton regard, ton contact, tes mains et tes lèvres ne se sont pas trompés, s'ils ne sont pas irréels et si je ne les ai pas mal interprétés.

Te souviens-tu de la jeune fille dans «*L'adieu aux armes*» qui disait avec cette mystérieuse prescience de l'amour : « Soyons bons l'un pour l'autre. Nous allons vivre ensemble une vie si étrange », et son amant réconforte son cœur attristé du mieux qu'il le peut, n'y entendant ou n'y comprenant rien. Mais elle savait quels sombres chemins l'attendaient.

Eh bien ma douce, je le sais aussi. Laisse-moi te convaincre d'y mettre un terme dès maintenant. Retourne d'où tu viens. Écarte ce petit enfant de notre amour que tu tiens avec tant de gentillesse et de tendresse entre tes mains qui forment un calice, dès maintenant, alors qu'il peut être mis à l'écart sans douleur et sans larmes, avant qu'il ne grandisse en stature et en force et menace de détruire tout ce qu'il y a de précieux dans ta vie...

Et je dis cela en étant persuadé que pour moi, il y a quelque chose d'écrit, de funeste et de prédestiné.

Mais encore je pense : nous. Entrons ensemble dans l'avenir, la tête haute et le sourire aux lèvres. Si nous sommes d'accord avec nous-mêmes, l'avenir pourrait être heureux (oh, j'ai peur, si peur pour toi), mais aucun mal véritable, aucune blessure ne peut nous atteindre, rien ne peut venir de l'extérieur pour nous détruire. C'est de cette façon que je tente de me persuader moi-même et toi aussi.

Aurons-nous l'audace de le risquer ?

Si je t'écris sur ce ton, c'est que je broie du noir, que je t'aime, et que je crains de te blesser avec mon amour, de te faire du mal. Plutôt que de te parer de bijoux, je te charge de chaînes.

Beth, ton amant triste.[57]

NOTES

1. Le Dr Luke ;
2. Procès-verbal de la réunion du bureau médical de l'Hôpital du Sacré-Cœur le 24 septembre 1932, p. 79 ;
3. Bethune, probablement à Barnwell, scénario de post-production de l'O.N.F. ;
4. Dr Georges Cousineau, à l'auteur ;
5. *Ibidem* ;
6. Dr Gérald Rolland, élève de Bethune, à l'auteur ;
7. Dr Cousineau ;
8. Dr L.G. Rigler, collègue de Bethune, à l'auteur ;
9. Dr D.T. Smith ;
10. Dr Barnwell ;
11. Lord Brock, directeur du Royal College of Surgeons, Londres, Angleterre.
12. Dr Edward D. Churchill à l'auteur ;
13. Bethune à Barnwell, Montréal, le 16 août 1932 ;
14. Harold Beament, à l'auteur. Beament, artiste professionnel et avocat, conseilla Bethune au sujet des mesures à prendre en vue d'obtenir son divorce ;
15. Frances à Allan ;
16. Louis Huot ;
17. Bethune à Frances, Montréal, le 12 avril 1933 ;
18. Ces dames préfèrent conserver l'anonymat ;
19. Frances à Allan ;
20. Bethune à Frances, Montréal, le 11 février 1934 ;
21. Frederick Taylor à l'auteur ;
22. Dr Geddes ;
23. Marian Scott, scénario de post-production de l'O.N.F. ;

24. Bethune à Marian Scott, Madrid, le 5 mai 1937. Tant en Espagne qu'en Chine, Bethune faisait des copies de certaines de ses lettres, dont celle-ci, qu'il envoyait à plusieurs de ses amis;
25. *Ibidem*;
26. Marian Scott à l'auteur. Il existe encore au moins trois tableaux de Bethune. «Salle d'opération la nuit» appartient à la collection de Raymond Boyer, de Montréal. Un auto-portrait se trouve en Chine, et un troisième tableau se trouve entre les mains de Mme Aubrey Geddes. Un comité, sous la direction du Dr Wilder Penfield, essaie de repérer «La tuberculose fait son chemin».
27. Marian Scott, scénario de post-production de l'O.N.F.;
28. Sylvia Ary, scénario de post-production de l'O.N.F.;
29. George Mooney, dossier de recherche de l'O.N.F.;
30. George Holt;
31. Marian Scott à l'auteur;
32. Jean Palardy;
33. Norman Bethune, «A Plea for Early Compression», dans Canadian Medical Association Journal, Vol. 27, juillet 1932, pp. 36 42;
34. Ces paragraphes résument l'intervention de Bethune, telle que rapportée dans la Gazette, de Montréal, le 11 avril 1934;
35. George Mooney. La date en est incertaine, mais se situerait, selon Mooney, vers la fin de 1933;
36. *Ibidem*;
37. «Reflections of Return from 'Through the Looking Glass'», conférence prononcée à la Société médico-chirurgicale de Montréal, le 20 décembre 1935;
38. Dr Benjamin Potter à l'auteur. Le Dr Potter accompagnait Bethune en Russie;
39. «*Reflections*»;
40. Jean Palardy;
41. «*Reflections*»;
42. Le Commercial-Appeal, de Memphis, le 13 février 1936;
43. Le Dr Carr;
44. Procès-verbal de la Société médico-chirurgicale de Montréal, du 17 avril 1936. La causerie de Bethune devait être publiée plus tard sous le titre: «Take Private Profit Out of Medicine», dans Canadian Doctor, Vol. 3, no. 1, janvier 1937, pp. 11-16;
45. Medical Care for the People of Montreal and the Province of Quebec, pp. 5-6;
46. «Take Private Profit...»;
47. Jori Smith, amie artiste de Bethune, à l'auteur;
48. Bethune à Marian Scott, Montréal, le 8 octobre 1935;
49. Stanley Ryerson à l'auteur;
50. Bethune à Marian Scott, Montréal, le 8 octobre 1935;
51. Bethune à Louis Kon, Montréal, le 28 octobre 1935;
52. Bethune au Dr R. Meade, Montréal, le 17 février 1936;
53. Le Dr Carr;
54. Gordon McCutcheon à l'auteur. McCutcheon, membre du Parti à l'époque, a rencontré Bethune au cours d'une réunion du Parti;

55. Dr John C. Jones à l'auteur;
56. Dr Geddes;
57. Cette dame tient à conserver l'anonymat;

madrid est au centre du monde

DANS la matinée du 18 juillet 1936, la radio de Madrid annonce le déclenchement d'une rébellion au sein d'unités de l'Armée espagnole stationnées dans le protectorat africain du Maroc. Tentant de rassurer les auditeurs loyaux, le porte-parole du gouvernement précise que la révolte «est confinée à certaines régions du Protectorat et que personne, absolument personne, sur le continent ne s'est joint à une aventure aussi absurde[1].» Loin pourtant d'être un événement isolé, l'insurrection marocaine fait partie d'une série de soulèvements planifiés qui éclatent le même jour dans toute l'Espagne. En quelques jours, l'«aventure absurde» entraîne le peuple espagnol dans une guerre aussi violente qu'amère, dont la teneur idéologique allait soulever l'intérêt du monde entier.

La révolte est dirigée par le général Francisco Franco, Chef d'état-major général, qui se met à la tête des forces nationalistes de droite soutenues par les propriétaires terriens, les hommes d'affaires, la hiérarchie catholique et de nombreux chefs militaires. Les républicains, qui ont remporté les élections de février 1936 en formant un Front populaire de coalition avec les socialistes, les anarchistes et les communistes, sont appuyés par les loyalistes, qui comprennent des intellectuels, des travailleurs agricoles et le prolétariat urbain[2]. Le coup se révèle d'abord un échec. Quelques chefs d'armée hésitent et finalement trahissent. La plupart des officiers de l'Armée de l'air et de la Marine confondent les rebelles en demeurant loyaux. Dans les deux plus grandes villes d'Espagne, Barcelone et Madrid, le coup rate complètement et les conspirateurs sont forcés de capituler. Durant les premiers moments de confusion, le gouvernement hésite, remanie son cabinet, et annonce enfin l'abolition de l'armée, laissant ainsi le pays virtuellement sans défense. Des dirigeants syndicaux exigent du gouvernement qu'il ouvre les arsenaux aux masses, ce que le nouveau premier ministre enfin accepte. L'armée des citoyens de la République commence à prendre forme au moment où les travailleurs se saisissent des armes et confrontent les rebelles tant dans les rues qu'à la campagne. Moins de quelques semaines après le début de l'insurrection, Franco commence à recevoir de l'aide militaire d'Italiens et d'Allemands venus avec leur matériel de guerre l'aider à refouler les loyalistes qui, eux, ne sont pas entraînés. Dès septembre, les forces gouvernementales se replient sur tous les fronts et 40% de l'Espagne se trouve aux mains des nationalistes. Au commencement de novembre, Madrid elle-même est assiégée.

Les événements d'Espagne font immédiatement les manchettes des journaux du monde entier. Les journalistes affluent vers Madrid pour expédier des dépêches depuis le front qui fluctue sans cesse. Au début, l'opinion mondiale tend à favoriser la République, gouvernement légalement élu, menacé de l'intérieur par des forces rebelles. Cet appui s'accentue quand Franco reçoit l'aide des troupes allemandes et italiennes, et l'utilisation terriblement efficace des bombardements en piqué et de chars dévoile le nouveau visage sauvage de la guerre moderne.

Pourtant, dès les premiers jours du conflit, certaines personnes applaudissent à l'étranger aux progrès de Franco. L'Église catholique espagnole, ennemie jurée de la République depuis son investiture, met énergiquement en marche son efficace machine de propagande en vue de contrer une bonne partie de l'opinion libérale à l'extérieur du pays. Tant les Espagnols que les étrangers sont horrifiés par les excès de vengeance commis contre l'Église à l'intérieur des zones loyalistes. Au cours des premières semaines de confusion, avant que le gouvernement loyaliste ne soit à même d'exercer un contrôle civil et militaire entier, l'antagonisme latent, entretenu par un bon nombre d'Espagnols, se concrétise par la destruction d'églises et l'exécution de prêtres. Ne tenant pas compte des atrocités nombreuses et officiellement autorisées des zones nationalistes[3], l'Église catholique persiste à croire que Franco mène une croisade moderne qui, selon l'Archevêque de Tolède, anéantira «le monstre moderne, le Marxisme, ou le Communisme, l'hydre à sept têtes, symbole de toutes les hérésies[4].»

Mais c'est le caractère politique de l'Espagne loyaliste qui influence plus que tout tant les non-catholiques que les catholiques. Au début de septembre, alors que la tension monte et que le défaitisme menace, le leader socialiste, Largo Caballero, est nommé Premier ministre. S'efforçant de rallier le soutien des divers éléments du Front populaire, il invite les communistes et les anarchistes à faire partie du conseil des ministres. Deux communistes entrent au cabinet; c'est la première fois que la chose se produit dans un gouvernement démocratique occidental. En novembre, les anarchistes suivent.

La conviction conservatrice selon laquelle le pouvoir, à Madrid, est aux mains de «l'hydre à sept têtes», se trouve démesurément raffermie par l'arrivée, en octobre, d'avions et de chars russes. L'aide militaire soviétique reste minime et, aux yeux des loyalistes, désespérément épisodiques, compte tenu de l'aide fournie aux nationalistes par l'Allemagne et l'Italie. Aux yeux de nombreux observateurs, c'est néanmoins la preuve ultime que l'Espagne loyaliste est devenue un instrument entre les mains du communisme international.

Pendant toute la fin de l'été et le début de l'automne 1936, la Guerre civile retient l'attention mondiale. C'est en Espagne que se déroule l'événement politique le plus important des années 1930. De nombreuses personnes croient qu'il s'agit d'une bataille décisive entre le communiste et le fascisme, les deux puissances idéologiques les plus importantes qui se soient développées depuis la Première Guerre mondiale. L'aimant espagnol attire non seulement des journalistes, mais des écrivains, des intellectuels, des artistes, des photographes, des parlementaires et de simples curieux qui rapportent leurs observations dans des journaux, des romans, des articles, des films et des conférences à un monde consterné.

Parmi ceux qui se rendent en Espagne pour aider le gouvernement, près de 40,000 hommes et femmes ont choisi de faire l'histoire plutôt que l'écrire. Ils viennent de plus de soixante pays. Peut-être la moitié d'entre eux sont-ils des communistes qui, répondant à l'appel du *comintern*, se mettent à la disposition du gouvernement loyaliste. Plusieurs, cependant, sont des idéalistes, des socialistes et des libéraux frustrés par la crise économique, désireux d'agir de façon concrète, unis dans la même conviction que le fascisme est la menace la plus grave à la paix mondiale. En Espagne, ils se réunissent au sein d'unités nationales qui forment les Brigades internationales, romantiques et efficaces sur le plan militaire. Parmi eux, se trouvent les 1,200 Canadiens du Bataillon Mackenzie-Papineau. Beaucoup d'autres personnes, qui ne sont pas moins engagées dans la lutte contre le fascisme, choisissent de contribuer à la cause à leur manière. Des comités sont rapidement créés dans toute l'Europe et l'Amérique du Nord en vue de fournir de l'aide médicale et des vivres à la République assiégée. La composition politique de ces divers comités est similaire à celle des Brigades.

Le comité canadien de secours est mis sur pied au début du mois d'octobre grâce à l'initiative du président de la section canadienne de la Ligue contre la guerre et le fascisme, A.A. McLœd[5]. McLœd et Tim Buck, secrétaire du Parti communiste canadien, se trouvent à Bruxelles où ils assistent, au cours de la première semaine de septembre, à la Conférence universelle de la paix. Après la conférence, ils se rendent à Madrid en vue de déterminer de quelle manière ils peuvent se rendre utiles à la République. De retour au Canada, ils commencent à mettre en branle le Comité pour venir en aide à la démocratie espagnole.

Au moment où la Guerre civile éclate, Bethune et des membres du Groupe montréalais pour la sécurité de la santé populaire, procèdent aux derniers arrangements en vue de l'impression de leur manifeste sur la médecine d'État. Les échos de la réaction négative tant des médecins que des politiciens parviennent aux oreilles de Bethune en même temps que les nouvelles d'Espagne se dégradent. Au mois d'août, comme son humeur devient plus noire, il exprime ouvertement son mépris tant pour sa propre profession que pour les forces réactionnaires qui combattent sous Franco. Alors que la plupart de ses collègues au Sacré-Cœur connaissent ses sentiments et que certains d'entre eux les partagent, les autorités de l'hôpital se révèlent moins compréhensives et l'atmosphère se tend. L'intérêt qu'il porte aux événements d'Espagne le pousse à écrire un poème intitulé « Lune rouge » :

Et cette même lune blafarde, ce soir,
Qui se promène claire et haute si calmement,
Miroir de notre fixité pâle et troublée,
Elle a gravi le ciel frais du Canada,

Au-dessus des têtes fracassées des Espagnols,
Basse et sauvage et rouge elle a gravi la nuit,
Réfléchissant sur son bouclier illuminé
Les visages éclaboussés du sang des morts.

Nous dressons nos poings fermés contre son disque pâle,
Et renouvelons nos vœux à ces morts anonymes,
« Camarades, vous avez combattu pour la liberté et l'avenir du monde,
Vous êtes morts pour nous, nous nous souviendrons de vous[6]*.* »

En septembre, à la suite d'une longue conversation chargée d'émotion sur les événements d'Espagne, il demande à un ami : « J'aimerais aller là-bas. Qu'en penses-tu ? Peux-tu me prêter $200[7] ? » L'ami étant incapable de satisfaire à la demande, Bethune décide d'offrir ses services à la Croix-Rouge. La réponse qu'il reçoit du Commissaire national l'irrite et l'étonne. « La Société de la Croix-Rouge canadienne, lui écrit-on, ne met pas sur pied d'unité qui doive servir en Espagne et n'a, je crois, aucune espèce d'intention de le faire[8]. »

Peu après avoir appris la décision de la Croix-Rouge, il lit, dans le *New Commonwealth*, hebdomadaire de la C.C.F., un article concernant la formation du Comité pour l'hôpital espagnol et pour l'aide médicale[9]. Installé à Toronto, l'organisme projette d'envoyer à Madrid du personnel et des fournitures en vue d'y établir un hôpital.

Bethune adresse aussitôt un télégramme au rédacteur en chef, Graham Spry, à qui il offre ses services et à qui il annonce son arrivée à Toronto dès le lendemain pour discuter des détails[10]. Spry en est enchanté et alarmé à la fois. Ce Comité, pur produit de l'imagination, espérait pousser les gens à s'intéresser au sort de la République, mais ne croyait pas se former aussi rapidement. Le lendemain, quand Bethune arrive, Spry lui avoue qu'il n'existe ni organisme ni argent qui puisse l'envoyer en Espagne.

Consterné, Bethune ne l'est qu'un instant. Spry et lui parlent bientôt avec enthousiasme de la fondation effective du Comité. Spry promet d'entrer en contact avec des chefs de file anti-fascistes, dont A.A. McLeod qui vient de rentrer d'Espagne. Leur seul avoir consiste en un billet de retour de paquebot qu'un étudiant a donné à Spry pour Bethune. Le Comité d'aide à la démocratie espagnole, comme le groupe s'appelle maintenant, commence à prendre forme. Il reçoit le soutien de tous les secteurs de l'opinion anti-fasciste*. On invite deux ministres protestants à chapeauter le conseil exécutif: Le Révérend Salem Bland comme président honoraire et, comme président, le Révérend Benjamin Spence, un Torontois bien connu et un vétéran prohibitionniste. McLeod, Buck, Spry et le Dr Rose Henderson, libéral, en deviennent les vice-présidents[11]. Pendant ses trois années d'existence, le comité récolte des milliers de dollars et met sur pied des comités affiliés partout au Canada. Le Parti Communiste évite de paraître jouer un rôle prédominant, mais à cause des fortes personnalités de McLeod et de Buck, à cause aussi du dévouement absolu des autres membres du parti toujours prêts à accomplir les tâches routinières, celui-ci

---

* Le Comité d'aide à la démocratie espagnole demeure le seul point de ralliement au Canada où, fortes du concept de Front populaire, toutes les factions de la gauche s'unissent temporairement en vue de combattre pour une cause commune précise. Ni avant la Guerre civile, ni après, existera-t-il quelque coopération entre les socialistes et les communistes. Pour cette raison, certains membres de la C.C.F. refuseront de travailler pour le Comité puisqu'un marché avec les communistes constitue un «baiser de la mort».

jouit d'une influence disproportionnée par rapport au nombre de ses membres engagés dans cette affaire.

Après sa première rencontre avec Spry, Bethune prend amplement le temps de penser à son avenir. Montréal lui a accordé de bons moments, mais l'a aussi convaincu qu'il ne marche pas au même rythme que les membres de sa profession. Bien qu'il ait apprécié la compagnie de quelques Montréalais, sa vie personnelle reste solitaire et, politiquement, il est un étranger, profondément anti-fasciste et membre du Parti communiste du Canada. «C'est en Espagne, dit-il à un ami, que seront résolues les véritables questions de notre époque. C'est là que la démocratie mourra ou survivra[12].» Le 17 octobre, il démissionne de son poste à l'Hôpital des Anciens Combattants et, quelques jours plus tard, il envoie sa lettre de démission à l'Hôpital du Sacré-Cœur. Le 24 octobre, il monte à bord d'un paquebot à Québec, muni de bon nombre de fournitures médicales, de mandats de l'American Express et d'une lettre de présentation au Premier ministre Caballero[13]. «Que Madrid tombe ou non aux mains des envahisseurs, j'accomplirai ma mission», tel sont ses derniers mots avant son départ[14].

Pendant que le *S.S. Empress of Britain* transporte Bethune de l'autre côté de l'Atlantique Nord, quatre colonnes de troupes nationalistes avancent inexorablement sur Madrid, refoulant devant elles les forces républicaines en retraite. Le bombardement intense de la capitale commence dans la nuit du 29 octobre, et constitue partiellement une expérience espagnole visant à découvrir les effets d'un bombardement aéreen moderne sur une population civile de grande densité. Le 7 novembre, le gouvernement Caballero et la plus grande partie du personnel des ambassades quittent Madrid pour Valence, et les correspondants de presse rédigent leurs comptes rendus de la chute de Madrid. À l'aube du 8 novembre, sous le couvert d'un puissant bombardement, 20,000 soldats et légionnaires marocains, disciplinés et bien armés, pénètrent, aux abords de Madrid, dans le quartier de la Cité universitaire. Une défense formée à la hâte, et comprenant le célèbre 5e Régiment communiste, des miliciens, des travailleurs ainsi que les premières unités des Brigades internationales, se dresse contre eux. Elle est si mal équipée que les soldats attendent derrière les barricades pour récupérer les fusils de leurs camarades morts et les remplacer sur la ligne de feu. Jour après jour, sous un bombardement si intense que les défenseurs semblent « ... marcher dans le sang et respirer des étincelles[16] », les Madrilènes survivent à la première attaque aérienne. Après environ trois semaines, Franco révise sa stratégie et propose un mouvement de flanc pour encercler la ville. Madrid respire un peu.

Bethune arrive à Madrid le 3 novembre et loue une chambre à l'hôtel Gran Via, populaire auprès de nombreux correspondants et observateurs étrangers. Il projette d'y rencontrer Henning Sorensen, Montréalais qui a accepté de représenter le *New Commonwealth* ainsi qu'un journal ouvrier danois en Espagne. Avant le départ de Sorensen du Canada, en septembre, Spry lui a aussi demandé de préparer un rapport sur les conditions médicales pour le Comité qu'on se propose de créer. Après qu'il se fut transformé en un Comité d'aide à la démocratie espagnole, beaucoup plus cohérent, les officiels canadiens lui télégraphient et lui demandent de rencontrer Bethune à Madrid.

Tandis qu'il attend Sorensen, le lendemain de son arrivée à Madrid, un milicien dévisage Bethune d'un air soupçonneux dans un café. Au moment où il pénètre dans le hall de l'hôtel, le milicien lancé à sa poursuite l'arrête et se met à lui parler avec agitation en espagnol. Bethune se tourne vers un commis pour que celui-ci vienne à son secours. Après avoir interrogé l'homme, le commis explique que, Bethune étant bien habillé, porteur d'une moustache, et ayant prononcé au café le mot « fasciste », le milicien a acquis la conviction qu'il s'agit là d'un espion. Bethune se met à rire et monte à sa chambre. Quelques minutes plus tard, il répond à la porte et se trouve nez à nez avec un inspecteur de police, accompagné de cinq gardes armés, qui lui demande de s'identifier. Après avoir examiné le passeport de Bethune ainsi qu'un sauf-conduit de l'ambassade d'Espagne à Paris, il part. Un autre coup frappé à la porte annonce Henning Sorensen. À peine ont-ils échangé des salutations, Bethune tend à Sorensen une lettre du Canada. La porte s'ouvre alors brusquement, l'inspecteur de police bondit dans la pièce, arrache la lettre des mains de Sorensen et se met à la lire. La lettre commence par «Chéri». Poursuivant sa lecture, le visage de l'inspecteur rougit. À la fois embarrassé et fâché, il assure aux miliciens confus que ni Bethune ni Sorensen ne sont des ennemis de la République.

L'incident n'est pas inhabituel dans l'atmosphère tendue qui pèse sur la bataille de Madrid. Des partisans de la cinquième colonne se retrouvent partout, et nul n'est au-dessus de tout soupçon. L'anxiété des miliciens est tout à fait naturelle. Les premières impressions de Sorensen à propos de Bethune sont qu'il était «... un individu d'allure très pimpante, très bien vêtu, un chapeau élégant sur la tête et une petite moustache... Il ressemblait plus à un officier de police en vacances qu'à quoi que ce soit d'autre». Mais Bethune rase aussitôt sa moustache[17].

Polyglotte, Sorensen lui est d'un grand secours durant son séjour en Espagne. Muni de fournitures médicales, d'argent et de ses talents de chirurgien, Bethune tente aussitôt de trouver le moyen de les utiliser efficacement. Après avoir été mis au courant par Sorensen des derniers événements de la guerre, Bethune lui demande de l'accompagner dans les hôpitaux militaires débordés, même si plusieurs d'entre eux ont été aménagés à cause de la guerre. Au centre de Madrid, à quelques mètres seulement du Musée du Padro, deux hôtels luxueux, le Palace et le Ritz, ont été transformés en hôpitaux militaires. Après avoir visité les deux, Bethune décide que le nombre des chirurgiens en est suffisant et rejette l'offre qu'on lui fait de se joindre à une équipe chirurgicale.

Tous deux se rendent ensuite à Albacete, quartier général administratif des Brigades internationales, afin de se rendre compte de leurs besoins médicaux. Chaque jour, des unités arrivent et les officiels harassés tentent frénétiquement d'accommoder la troupe. Quand on les présente enfin au médecin français responsable, Bethune décide de partir. «Je ne pourrais pas travailler avec ce bâtard ; il ne sait pas ce qu'il fait », dit-il à Sorensen[18]. Il est clair qu'il faudrait trop de temps avant qu'un organisme satisfaisant puisse créer un rôle à sa taille. De retour à Madrid, il décide de se rendre à Valence et d'acheter une ambulance pour un des hôpitaux. À bord du train, il met de l'ordre dans les pensées qui lui sont venues depuis plusieurs jours. « Nous étions assis... l'un en face de l'autre, rappelle Sorensen, et nous avons placé entre nous une petite table en bois. D'abord silencieux, Bethune dit enfin : « Henning, je pense que j'ai une idée ! » Puis il a commencé à me parler de cette histoire de transfusions sanguines[19]. »

Au cours de ses visites dans les hôpitaux militaires, il avait remarqué à quel point étaient insuffisants les services de transfusion sanguine, et il savait que des Madrilènes mouraient parce qu'on manquait de sang. De nombreux autres médecins, profondément troublés par le problème, avaient échoué dans leur tentative de mettre au point un système de transfusion efficace. Qu'il ait perçu rapidement le fond du problème et qu'il lui ait trouvé une solution, cela relève des traits de caractère typiques de Bethune. De même se rend-il compte qu'un service médical distinct assurerait de la publicité au Comité canadien d'aide à démocratie espagnole :

> ... à moins que nous ne soyions capables de soumettre au gouvernement une proposition précise et un plan d'action concret, nos efforts tomberaient à l'eau... cela signifierait pour moi un travail de chirurgien dans un hôpital et la fin, comme entité, de l'unité canadienne ! Il me semble préférable d'imiter l'Angleterre et l'Écosse, et de nous imposer comme entité distincte. L'Angleterre possède son « hôpital anglais » et l'Écosse, son « ambulance écossaise »[20].

Bethune n'est pas homme à se fondre dans l'anonymat d'une équipe chirurgicale au sein d'un hôpital. Si l'occasion de faire quelque chose d'extraordinaire se présente, il la saisira, la créant même au besoin. Avec la même ferveur avec laquelle il a prêché auparavant l'évangile de la médecine d'État, il veut maintenant prendre en charge un service qui soit en mesure de sauver des centaines de vies.

À Valence, on le dirige vers les bureaux de la Socorro Rojo Internacional, agence de secours aux familles des prisonniers politiques, où il impressionne par ses projets les officiels du S.R.I. qui lui promettent un laboratoire et des installations à Madrid. Il leur donne l'assurance que les fonds nécessaires à l'équipement et au fonctionnement de ce service proviendront du Canada. De retour à Madrid, Bethune et Sorensen s'envolent pour Paris le 21 novembre. Sorensen l'accompagne comme interprète, mais Bethune s'impatiente devant les difficultés linguistiques et s'envole pour Londres où il consulte des hématologistes et étudie la documentation médicale afin d'acquérir le plus de connaissances possibles sur les transfusions sanguines. Son intention est extrêmement simple: il recevra le sang des donneurs, l'entreposera dans des réfrigérateurs et le livrera aux hôpitaux selon leurs besoins. Pour ce faire, il a besoin d'un véhicule spécialement adapté à ce genre de travail. Le temps lui faisant défaut pour trouver exactement ce qu'il voulait, il achète une wagonnette Ford à panneaux de bois léger, que les médecins espagnols appelleront plus tard avec fierté la *rubia* (la blonde)[21]. À l'intérieur, des contenants de fabrication domestique comprennent un petit réfrigérateur, un système de stérilisation et un incubateur, le tout fonctionnant soit à l'essence, soit au kérosène. D'autres pièces d'équipement léger comprennent des bouteilles à vide, des flacons de sang, des équipements de tranfusion sanguine directe, divers instruments chirurgicaux, du sérum sanguin, des lampes-tempête et des masques à gaz, soit, au total, 1875 pièces différentes[22].

Afin d'éviter d'avoir à payer des frais de douane sur sa voiture et sur ses fournitures médicales, Bethune se rend à l'ambassade de France pour y demander un laisser-passer. Les officiels de l'ambassade lui ayant assuré que la permission pourrait lui être accordée à condition que le gouvernement canadien garantisse qu'il est un médecin digne de foi, engagé dans un travail humanitaire, Bethune fait appel à Vincent Massey, alors Haut commissaire du Canada à Londres. Celui-ci expédie un télégramme au ministère des Affaires extérieures pour prendre conseil. Au ministre, on tend le rapport suivant[23]:

... la mission médicale du Dr Bethune a été envoyée à Madrid par le «Comité d'aide à la démocratie espagnole», 73 ouest, rue Adelaire, Toronto. On croit comprendre qu'il s'agit là d'une organisation communiste que préside le Révérend Benjamin Spence. On a dit également que Tim Buck y est associé de quelque manière[24].

Le lendemain, Massey expédie un second télégramme où il affirme que Sorensen accompagnerait Bethune[25]. En octobre, Sorensen s'était présenté à l'ambassade du Royaume-Uni à Madrid comme un représentant du Comité pour l'hôpital et l'aide médicale espagnole, de Spry. Le Foreign Office se renseigna auprès des Affaires extérieures qui, de leur côté, entrèrent en communication avec Spry[26]. Celui-ci confirma que Sorensen était un journaliste et que son Comité, qui n'existait plus, s'était fusionné avec le Comité Spence[27].

Les relations suspectes qu'entretiennent Sorensen et Bethune avec le Comité d'aide à la démocratie espagnole, suffisent à les impliquer tous deux. L'officiel chargé de l'enquête remet un mémoire au sous-secrétaire d'État aux Affaires extérieures: «Je crois que cela modifie le caractère de la requête. Sorensen ne travaille pas dans le domaine médical; il s'agit plutôt d'un journaliste, sujet danois, qui a probablement derrière la tête des activités d'ordre politique, si l'on en juge par sa correspondance antérieure[28].» Plus tard dans la même journée, le Haut commissaire Massey reçoit du ministre des Affaires extérieures le télégramme suivant:

Bien que le gouvernement sympathise avec tout effort visant à soulager les souffrances des deux protagonistes du conflit espagnol actuel, il ne serait pas possible, à cause de ce qui paraît être la tendance politique de cette mission, selon les renseignements contenus dans votre deuxième télégramme, de lui servir de caution en faisant une requête formelle dans le sens indiqué[29].

Sa requête étant refusée par Massey, Bethune, toujours déterminé, joue des coudes un peu plus fortement et obtient enfin une lettre d'introduction de Lester B. Pearson, alors premier secrétaire au ministère des Affaires extérieures, alors en poste au bureau du Haut-commissaire, à Londres[30]. La lettre ne convainc pas les Français d'émettre un laissez-passer, et Bethune se voit dans l'obligation de payer des droits élevés. Sa fureur, devant cet incident, ne le quittera pas de sitôt et, de retour au Canada, il n'hésitera pas à en raconter les détails en public.

Bethune, Sorensen et Hazen Sise, jeune architecte montréalais qu'ils rencontrent à Londres, se retrouvent à Madrid le 12 décembre et s'installent en vitesse dans un logement de quinze pièces, situé à deux pas des bureaux du Socorro Rojo Internacional, au 36, Principe de Vergara, au centre-nord de Madrid, dans un quartier de classe moyenne aisée. L'appartement subit rarement des bombardements de la part des nationalistes, ceux-ci préférant terroriser les quartiers populaires[32]. Bethune et son équipe passent les quelques premiers jours de leur séjour à arranger leur équipement et à aménager un laboratoire compact ainsi qu'un hôpital. L'équipe, que Bethune appelle le « Servicio Canadiense de Transfusion de Sangre », comprend Sorensen, en tant qu'officier de liaison, Sise, en tant que chauffeur et homme à tout faire, et Celia Greenspan, dont le mari travaille comme correspondant du périodique gauchiste américain *New Masses*, en tant que technicienne de laboratoire. Le personnel espagnol comprend deux médecins et quatre commis de bureau[33].

Il ne s'agit pas du premier service de transfusion en Espagne. Le jour même où éclatait la rébellion, le Dr Gustavo Pittaluga, professeur d'hématologie et de parasitologie à l'Université de Madrid, avait convoqué deux de ses anciens élèves qui faisaient alors leur internat à l'hôpital universitaire. Remettant entre leurs mains tout son équipement de transfusion, il leur avait demandé d'établir à la faculté de médecine un service de transfusion qui devait devenir plus tard le Service de transfusion de l'armée républicaine sur le front de Madrid[34]. Quand le Sanidad Militar (le Service médical aux Armées) apprend la nature des projets de Bethune, il est d'accord pour lui confier le service de Madrid, avec le grade de major, et pour placer sous ses ordres ses deux médecins et les étudiants, avec le grade de capitaines. Le Servicio Canadiense doit assumer la responsabilité du Front de Madrid et du secteur central qui se situe au sud de la capitale. Les Canadiens, pour leur part, consentent à fournir tout l'équipement et à défrayer les salaires des employés. Quatre infirmières diplomées s'ajoutent bientôt au personnel[35]. Par ailleurs, à Barcelone, le Dr Duran Jorda met sur pied un autre service pour le front d'Aragon.

Le Servicio Canadiense commence à fonctionner à la mi-décembre. La première phase de ses opérations consiste dans la collecte du sang. Répondant à l'appel lancé à la radio et dans les journaux, les Madrilènes se rendent par centaines au 36, Principe de Vergara, dès la première semaine. On établit un dossier médical détaillé à propos de chaque volontaire et on prélève un échantillon de son sang. Pour autant qu'il ne souffre pas de maladie et qu'il possède le type sanquin requis, un volontaire peut être appelé à donner 500 c.c. de sang, toutes les trois semaines[36]. Chaque donneur reçoit une tasse de café ainsi qu'un certificat lui permettant d'acheter un supplément de nourriture[37]. Parmi les premiers donneurs, quelques-uns sont des fascistes déçus de ne pas recevoir quelque insigne distinct qui les protégerait[38]. À la fin du premier mois, la liste contient les noms de plus de mille donneurs, et on prélève un gallon de sang par jour[39]. La deuxième phase s'avère plus complexe. On place dans un réfrigérateur dont on maintient la température à 1°C, chaque 500 c.c. de sang embouteillé en y inscrivant le nom du donneur et la date du prélèvement. Avant de réfrigérer le sang, on lui ajoute une solution de citrate de sodium pour empêcher la formation de caillots. Convaincu qu'il est possible de conserver le sang aussi longtemps que trois semaines, Bethune sait pourtant que seule l'expérience pourra lui donner tort ou raison.

La troisième phase est celle de la distribution. En décembre et en janvier, l'équipe de Bethune concentre ses efforts dans l'approvisionnement de près de soixante hôpitaux de Madrid[41]. Quand on réclame du sang, Bethune ou l'un des médecins le transvide depuis ses contenants

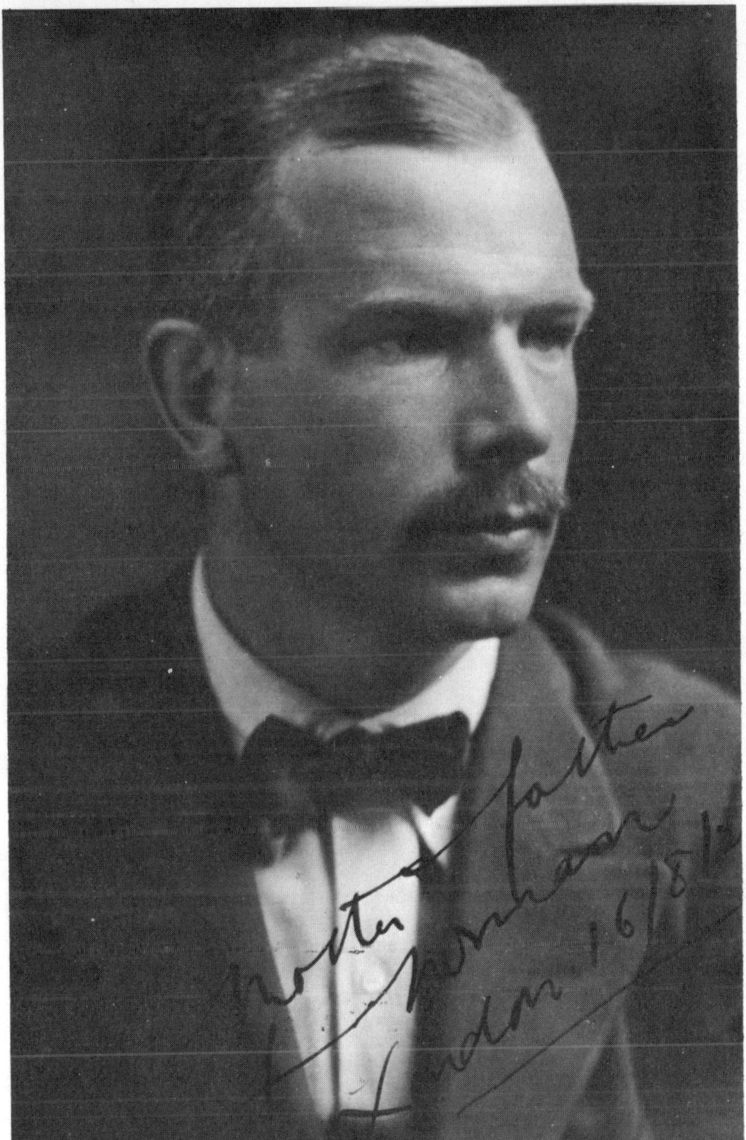

Norman Bethune, dans ses meilleures années, avant d'avoir connu les misères de la guerre.

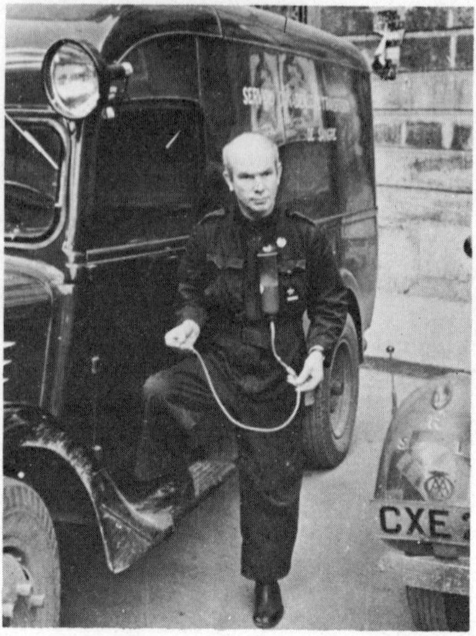

Bethune, en Espagne, et son équipe et la camionnette du «Servicio Canadiense de transfusion de sangre».

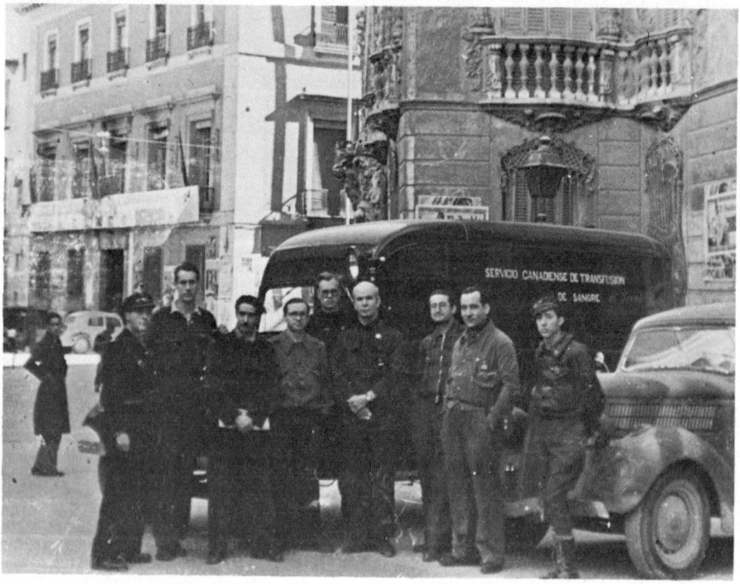

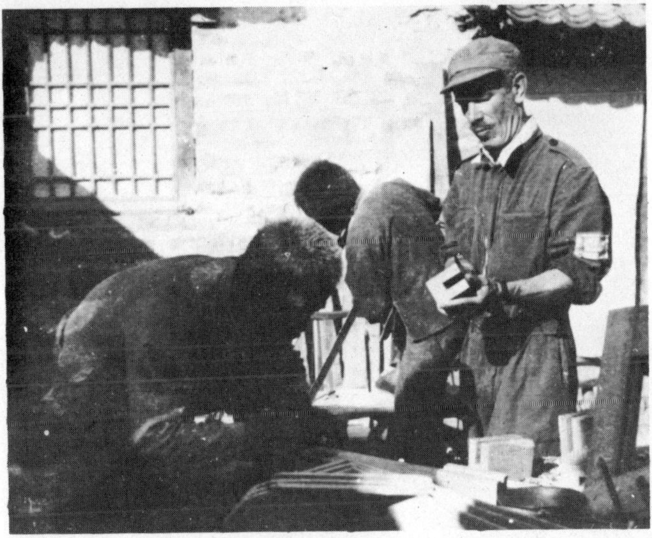

Bethune, avec les menuisiers, à Kwan-Ling, dans la région de Chin-Cha-Chi, en Chine, préparant des formes servant à faire des instruments chirurgicaux. (1938).

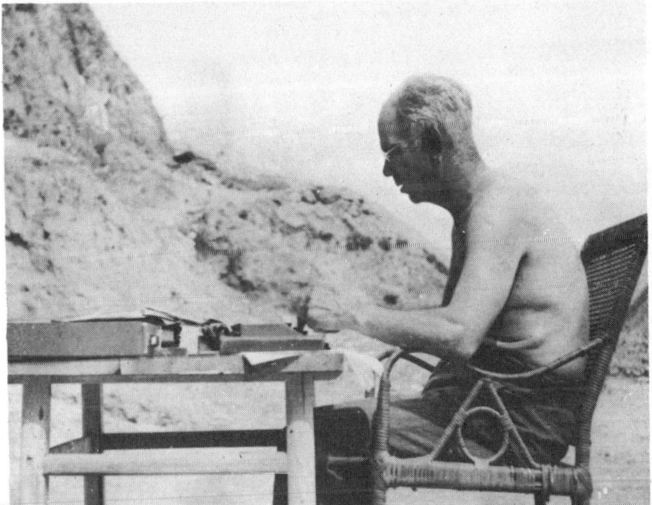

Bethune, toujours en Chine, attablé devant sa dactylo rédigeant ses cours de médecine à l'intention des jeunes militants chinois.

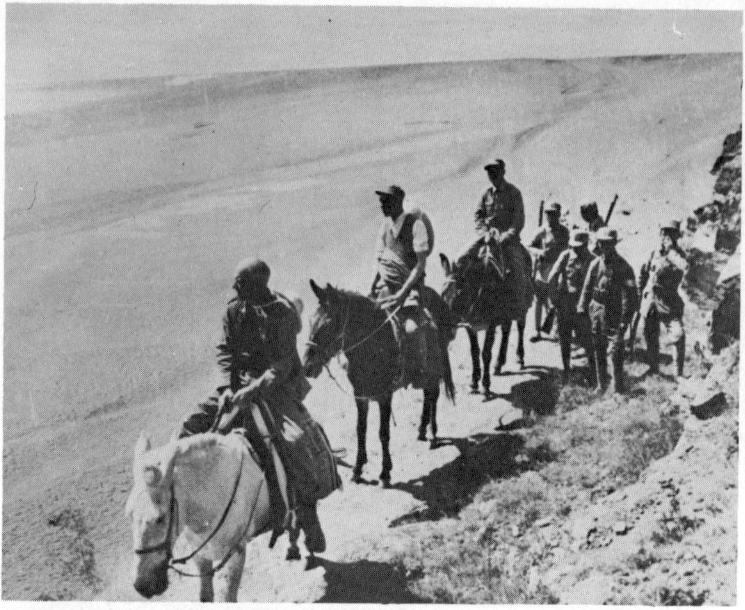

Bethune, à la tête d'une équipe chinoise, voyageant sur des mulets dans des conditions extrêmement difficiles.

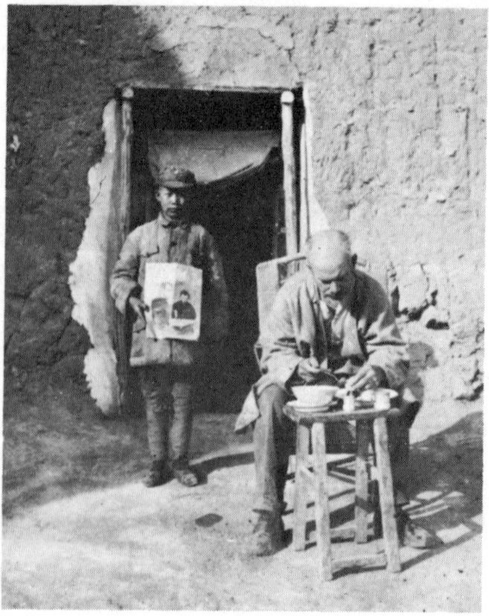

Bethune, à la porte de sa grotte, en compagnie d'Ho Tzu-hsin, son valet de chambre et messager, âgé de 17 ans, mesurant environ 5 pieds et pesant moins de cent livres.

dans des bouteilles à vide réchauffées. On expédie rapidement celles-ci à l'hôpital dans un havresac. Voici la description que fait Bethune de ce travail:

Notre travail nocturne est très étrange! Nous recevons un appel téléphonique nous demandant du sang. Nous nous saisissons d'un sac... et, accompagnés de notre garde armé, nous partons dans la nuit tout à fait noire, au bruit des fusils, des mitraillettes et des carabines... aussi présent que s'il provenait du coin de rue suivant, alors qu'il éclate en fait à une distance d'un demi mille. Nous conduisons sans éclairage. Arrêtons à l'hôpital et, lampe de poche en main, trouvons le chemin du sous-sol. Toutes les salles d'opération des hôpitaux ont été déménagées au sous-sol pour éviter les éclats d'obus, les briques et les cailloux qui enfoncent les plafonds.

Après avoir étudié un échantillon du sang du blessé pour déterminer son groupe sanguin, la transfusion commence:

L'homme est habituellement aussi blême que... du papier, la plupart du temps en état de choc, avec un pouls imperceptible, et exsangue. Nous lui injectons de la novocaïne au-dessus de la veine qui passe dans le pli du coude, coupons et trouvons la veine dans laquelle nous insérons une petite canule de verre, et lui injectons le sang. Dans la plupart des cas, la métamorphose est spectaculaire. Nous lui donnons toujours 500 c.c. de sang conservé et parfois plus, puis poursuivons avec des solutions salines plus de la glucose à 5%. On peut maintenant sentir son pouls et ses lèvres pâles retrouvent un peu de leur couleur[42].

Au moment où, en décembre et en janvier, la pression se relâche légèrement sur Madrid, le Servicio Canadiense pratique en moyenne trois transfusions par jour et, durant les batailles de Jarama, de Malaga et de Guadalajara, en février et en mars, quand le service rayonne à l'extérieur de la capitale, ce chiffre monte jusqu'à 100 transfusions quotidiennes[43].

Avant même que l'équipe ne travaille efficacement, Bethune cherche des yeux des tâches plus difficiles. Il a souvent insisté sur la nécessité de pratiquer des transfusions au front, et il écrit à Spence:

Le travail de transfusion devrait s'effectuer aux postes d'évacuation des blessés quand ceux-ci quittent la salle d'opération du premier hôpital derrière les lignes, et *avant* qu'ils ne soient évacués sur les hôpitaux de l'arrière. Mais comme Madrid se trouve sur la ligne de front, notre travail se fait plutôt ici, même si nous poussons des pointes, en d'autres parties du front, jusqu'à 25 kilomètres[44].

Comme Franco modifie sa stratégie et que Madrid ne devient plus qu'une partie de la ligne de front, Bethune exige que le Servicio Canadiense étende ses opérations vers les nombreux fronts. Tandis que le Sanidad Militar étudie cette proposition, il se rend à Marseille en compagnie de Sorensen afin d'y acheter un camion Renault assez spacieux pour contenir un équipement de plus en plus considérable. Le Sanidad Militar accepte, à son retour, d'élargir le champ d'opérations du Servicio Canadiense. Du sang provenant de Barcelone, grâce au Dr Duran Jorda, serait acheminé vers Valence où Bethune en organiserait la distribution à dix hôpitaux situés sur la ligne de front[45].

Accompagné de Sise et de T.C. Worseley, écrivain anglais, Bethune conduit son Renault de deux tonnes et demie jusqu'à Barcelone. Pendant qu'on installe dans le camion un réfrigérateur et un générateur, les trois hommes visitent le Centre de transfusion de Duran Jorda[46]. Bethune trouve le service de Barcelone supérieur au sien parce que Duran Jorda, avec son équipement plus perfectionné, peut avec une grande efficacité mettre le sang en commun, tandis que Bethune est forcé d'utiliser des contenants individuels[47]. À Barcelone, il décide de poursuivre vers le sud jusqu'à Malaga, sur la côte méditerranéenne, où les nationalistes ont lancé leur attaque le 17 janvier 1937. Il poursuit ainsi un double but. Les 40,000 miliciens des forces républicaines auront certainement besoin de sang, et le voyage sera pour lui un excellent moyen d'éprouver ses techniques de conservation sur de longues distances. Ils se dirigent vers le sud jusqu'à Almeria, où ils arrivent le 10 février, à plus de cent milles au nord-ouest de Malaga. Cette ville de 100,000 habitants, subit l'attaque d'unités italiennes et nationalistes mécanisées. Canonnée par deux croiseurs allemands et bombardée chaque jour depuis le 3 février, la population civile obéit à l'ordre d'évacuation lancé le 6 février, et se dirige vers Almeria par la route côtière. Pendant que les hommes, les femmes et les enfants terrorisés s'enfuient, la défense militaire s'effondre derrière eux. Les troupes nationalistes investissent la ville sans défense et les chars, appuyés par l'aviation, bondissent en avant pour massacrer l'extrémité de la colonne humaine qui s'étend jusqu'à Almeria.

Bien que prévenu de la chute de Malaga et de l'avance des troupes nationalistes, Bethune décide de poursuivre son chemin. Rendus à plusieurs milles d'Almeria, ils rencontrent les premiers survivants qui progressent péniblement le long de la route. À mesure qu'ils avancent, le défilé s'épaissit. Les gens les supplient de les transporter. Incapable de tolérer la détresse de ces gens qui marchent nu-pieds, des affamés, des femmes et des enfants malades, ils commencent à les transporter vers Almeria. Pendant trois jours et trois nuits, travaillant à tour de rôle, les trois hommes transportent leur cargaison humaine:

...plus loin nous allions, plus le spectacle devenait pitoyable. Des milliers d'enfants: nous en avons compté cinq mille âgés de moins de dix ans, et au moins mille d'entre eux les pieds nus et plusieurs vêtus que d'une seule pièce de vêtement. Ils étaient suspendus aux épaules ou agrippés aux mains de leurs mères. Ici un père vacillait avec deux enfants âgés d'un et de deux ans sur son dos, en plus de transporter une batterie de cuisine ou quelque autre article épargné du désastre. Le flot incessant des gens devenait si dense que nous pouvions à peine nous frayer un chemin parmi eux.

...il était difficile de choisir qui prendre avec nous. Notre voiture était assiégée par une foule de pères et de mères frénétiques qui, de leurs bras fatigués, nous tendaient leurs enfants, les yeux et les visages enflés et congestionnés par quatre jours de soleil et de poussière.

« Prenez celui-ci. » « Regardez cet enfant. » « Celui-ci est blessé. » Des enfants aux bras et aux jambes enveloppés de guenilles maculées de sang, les pieds enflés du double de leur volume, n'ayant d'autre ressource que de pleurer de douleur, de faim et de fatique. Deux cents kilomètres de misère. Quatre jours et quatre nuits, ils se cachent le jour dans les collines tandis que les barbares fascistes les pourchassent en avion; marchant la nuit, entassés en un flot solide d'hommes, de femmes, d'enfants, de mules, d'ânes, de chèvres, criant le nom de leurs parents perdus dans la foule. Comment pouvions-nous choisir entre un enfant qui se mourait de dysenterie et une mère qui nous regardait en silence de ses grands yeux noyés de larmes, pressant sur son sein nu son enfant né deux jours plus tôt sur la route. Elle ne s'est arrêtée de marcher que depuis dix heures. Ici, une femme de soixante ans, incapable de faire un pas de plus, ses énormes jambes enflées dont les varices béantes dégoulinent dans ses sandales de toile. De nombreux vieillards, renonçant à lutter, se laissaient tomber en bordure de la route pour attendre la mort.

Au début, nous avions décidé de ne prendre que des enfants et des mères. Par la suite, il nous parut trop cruel de supporter la séparation entre un père et son enfant, entre un mari et sa femme. Nous avons fini par transporter les familles où se trouvaient le plus grand nombre d'enfants en bas âge ainsi que les enfants solitaires qui, par milliers, se trouvaient sans parents.

Et voici le point culminant de la barbarie... Dans la soirée du 12, tandis que le petit port d'Almeria regorgeait de réfugiés, sa population doublée, alors que quarante mille personnes épuisées avaient atteint ce qu'elles croyaient être un havre de sécurité, des avions fascistes allemands et italiens nous ont violemment bombardés. La sirène d'alarme a sonné trente secondes avant que la première bombe ne tombe. Ces avions n'ont fait aucun effort pour toucher les navires de guerre gouvernementaux qui se trouvaient dans le port, ou pour bombarder les casernes. Ils ont délibérément lancé dix grosses bombes en plein centre de la ville où dormaient, dans la rue principale, les réfugiés épuisés, entassés si étroitement sur le pavé qu'une voiture ne pouvait passer qu'avec difficulté. Après le passage des avions, j'ai pris dans mes bras trois enfants morts sur le pavé juste en face du Comité provincial pour l'évacuation des réfugiés, où ils avaient attendu dans une longue filée une tasse de lait et une poignée de pain sec, seule nourriture que certains d'entre eux avaient reçue depuis des jours. Dans la rue, seule la lueur orange des bâtiments embrasés éclairait cette scène de carnage de morts et de mourants. Dans l'obscurité, les gémissements des enfants blessés, les cris perçants de mères torturées, les malédictions des hommes s'élevaient dans un cri massif, plus haut, jusqu'à un degré d'insupportable intensité. Chacun sentait son corps aussi lourd que celui des morts mêmes, mais vide et creux, et dans sa tête brûlait une flamme brillante de haine. Cette nuit-là, on a assassiné cinquante civils et blessé cinquante autres. Deux soldats ont été tués[48].

Sa colère monte depuis des mois. D'Almeria, Bethune retourne à Madrid où il se consacre entièrement à son travail au sein du service de transfusion qu'il contribue beaucoup à élargir. Dans une lettre, il en décrit la réorganisation:

Nous avons réussi à unifier sous notre direction toutes les équipes de transfusion qui subsistent. Nous desservons 100 hôpitaux et, à l'occasion, les postes d'évacuation des lignes du front de Madrid et jusqu'à 100 kilomètres du front du secteur central. La nouvelle appellation de l'Équipe médicale canadienne est Instituto Hispano-Canadiense de Transfusion de Sangre. Nous avons maintenant une équipe de 25 personnes, dont un hématologue, un bactériologiste, cinq médecins espagnols, trois assistants, six infirmières, quatre techniciens, des chauffeurs et des employés... Nous avons reçu et distribué 10 gallons de sang au cours du mois de janvier et nous prévoyons atteindre 25 gallons au cours de ce mois-ci.

Le nôtre est le premier service unifié de transfusion sanguine de l'histoire militaire et médicale. Les projets d'alimenter en sang l'ensemble de l'armée espagnole anti-fasciste sont très avancés. Notre institut agit maintenant sur un front de 1000 kilomètres.

Je dois partir dès maintenant pour Paris, y acheter 50 autres dispositifs de transfusion... La Junte de défense de Madrid nous a donné deux nouvelles voitures. Nous avons maintenant cinq voitures en opération jour et nuit dans ce secteur... Madrid est le centre de gravité du monde. Tous se portent bien et sont heureux. No Pasaran! (Ils ne passeront pas). Salud, Camarada y Compañeros[49].

Le travail s'accroît sans arrêt et il est épuisé. Sorensen décrit les effets de la guerre sur Bethune:

Il se levait tôt le matin, frais comme une rose... mais chaque après-midi, s'il en avait la chance, il se couchait une heure et dormait profondément. Je l'ai vu s'endormir sur la plateforme d'une gare de chemin de fer... D'un sommeil profond... et ensuite se relever détendu... Parfois, la fatigue s'emparait de lui... soudainement... et il semblait avoir vingt ans de plus[50].

Bethune se rend à Paris pour y acheter de l'équipement et se détendre en goûtant quelques-uns des plaisirs qu'il a connus avant de se rendre en Espagne. Après avoir obtenu les pièces d'équipement, il y rencontre un reporter canadien avec qui il assiste aux matchs de championnat de tennis avant d'entreprendre une folle tournée en ville[51].

Il retourne à Madrid au début de mars. Le 8, Franco lance une nouvelle offensive contre la ville, depuis le nord-est, à proximité de Guadalajara. Mussolini voyait dans la bataille de Guadalajara l'occasion de démontrer les prouesses militaires italiennes, mais elle se transforme en la première victoire républicaine importante de la guerre. Herbert Matthews, correspondant du *New York Times*, compare cette bataille, avec un excès d'enthousiasme, à la défaite de Napoléon à Bailen[52]. Au cours de la bataille, Bethune et Sorensen livrent du sang à l'hôpital du front. Bethune se trouve au volant. Après avoir déposé leur chargement, ils reprennent la route jusqu'à un quart de mille de l'hôpital et se trouvent sous le feu. Bethune arrête le camion et ordonne à chacun de descendre et de ramper jusqu'à l'hôpital dans les fossés qui longent chaque côté de la route. Quand ils reviennent au camion, ils voient que le pare-brise en a été fracassé par une balle du côté du chauffeur[53]. Cette proximité de la mort fait palpiter Bethune, qui se fait un point d'honneur de conduire le plus près possible de la ligne de front:

> Il aimait le danger. Il aimait l'odeur du danger... Il était toujours très excitant d'être avec Bethune. Vous sentiez toujours qu'il était poussé par une force puissante. Il avait besoin dans son système de cette adrénaline que secrète une situation dangereuse. J'ai eu quelquefois très peur avec lui, entrant dans des situations à l'aveuglette. Nous ne savions jamais si nous ne tomberions pas sur une mitrailleuse en tournant le prochain coin, mais il ne voulait jamais faire une pause pour se rendre compte. Il eut excellé dans la cavalerie[54].

Dans la relative sécurité de Valence, Bethune se dit: « Je dois retourner au front. C'est le seul endroit qui soit réel. La vie et la mort font partie du même décor et si vous ne tenez pas compte de la mort, le décor devient irréel. C'est le front qui est la réalité. On y trouve le détachement le plus beau. Chaque minute est belle parce qu'elle peut être la dernière et qu'elle est ainsi pleinement savourée[55].»

Il veut filmer le service de transfusion en action et propose l'idée à Herbert Kline, correspondant de *New Masses*[56]. Kline, écrivain, est intrigué mais ne possède aucune expérience scientifique; il fait appel alors à un jeune photographe hongrois, Gesa Karpathi. Ensemble, ces deux amateurs se rendent au front avec Bethune et produisent *The Hearts of Spain*, un des films classiques à émerger de la guerre civile espagnole. Sous la direction de Kline, le documentaire devient un hommage rendu à la résistance loyaliste, ainsi qu'aux efforts de Bethune et de ses compagnons de travail du service de transfusion.

Bethune mérite cet hommage. Commençant à travailler au début de décembre 1936 avec une équipe réduite et peu d'argent, il crée en cinq mois un service qui fournit du sang à chaque secteur militaire d'Espagne. Il ne fait aucune découverte scientifique sur l'utilisation du sang conservé. Sa contribution, plus grande qu'aucune découverte qu'il eût pu faire par la recherche, réside dans sa détermination opiniâtre à porter le sang aux blessés près du front. Bien que le service de Duran Jorda à Barcelone soit plus perfectionné, c'est à l'Instituto que revient le rôle, au cours de la guerre civile espagnole, de sauver des vies en portant le sang aux blessés et non pas les blessés au sang. D'autres en ont conçu l'idée avant Bethune, mais personne ne l'a réalisée. Les Espagnols le récompensent en lui décernant un plus haut grade militaire qu'à aucun autre étranger dans les services médicaux; il ne fait aucun doute que sa contribution médicale militaire soit la plus importante de la Guerre civile espagnole. L'utilisation, par les belligérants de la Seconde Guerre mondiale, d'unités mobiles de transfusion sanguine comme la sienne constitue peut-être l'hommage le plus important qu'on lui ait rendu.

La Guerre civile lui fournit l'ambiance propre à satisfaire ses besoins les plus exigeants. La création du service de transfusion l'exalte: «On peut mettre sur pied un service vraiment plein d'allant, avec des insignes spéciaux pour les donneurs, des étoiles pour chaque donation...

c'est une belle idée... et canadienne![57] » Au-delà de l'élément créateur, il y a la satisfaction de servir son prochain: « Nous sommes bien et heureux, et croyons bien faire. Que pouvons-nous demander de plus![58] » Il décrit clairement, dans un article sur la livraison du sang à un hôpital du front de Guadalajara, l'extase de se sentir nécessaire: « ... nous nous sentons bien. Nous nous sentons comme un vendeur à succès qui vient de placer une grosse commande de produits. C'est grandiose! N'est-ce pas magnifique que d'être nécessaire, que d'être voulu?[59] » Les conditions chaotiques et imprévisibles qui sévissent à l'hiver de 1936-37 sont exactement celles dans lesquelles il se réalise. Ce sont des moments qui exigent des décisions rapides et ingénieuses, comme il aime en prendre. Le danger, le rythme rapide de la vie, l'absence de routine font ressortir ses qualités les meilleures.

Avec le temps, toutefois, ces mêmes facteurs se conjuguent pour attiser son impatience toujours prête à flamber à l'intérieur de lui-même. Durant les premiers mois de la guerre, quand la République luttait pour son existence et que Madrid était assiégée, des organismes tels que les syndicats ouvriers dirigeaient au pied levé de nombreuses unités militaires et administratives. Plus tard, le gouvernement républicain, ayant resserré graduellement son emprise, prit le contrôle de chacun des leviers de commande qui, dans un pays, lui appartiennent normalement. Au cours de la première période, Bethune peut agir comme il a toujours aimé le faire, en toute indépendance. Sa justification pour ce faire vient de ce que les fonds qui assurent le fonctionnement du service proviennent du Canada, par l'entremise du Comité d'aide espagnole[60]. Au moment où le Sanidad Militar nomme un comité composé de deux médecins espagnols en mars 1937 pour coordonner les activités de l'Instituto, Bethune se sent gêné et réagit vivement, un peu comme il le faisait dans le passé, contre l'étreinte étouffante de l'autorité. Sise rappelle qu'il « avait le tempérament pour agir dans une situation changeante, comme une guerre de guérillas, mais pas pour agir au sein de l'armée plus disciplinée qui existait au printemps et à l'été de 1937[61] ».

Bethune rejette avec colère les tentatives espagnoles de lui imposer plus de contrôles *. Sorensen tente de se faire pacificateur tout en servant d'interprète entre Bethune et les officiels espagnols[62]. Une partie du conflit découle de la publicité qu'il reçoit de la part de la presse étrangère, et particulièrement de la presse nord-américaine, en tant que directeur de l'Instituto. Les correspondants sont toujours les bienvenus au 36 Principe de Vergara, et leurs visites sont fréquentes. La barrière linguistique isole à certains moments les Espagnols de la conversation. Pourtant, les quatre médecins qui travaillent avec Bethune le considéreront toujours comme un «...gentleman, dont la seule présence imposait beaucoup d'autorité[63]».

Le ressentiment qu'éprouve Bethune envers l'autorité s'étend à ses relations avec les communistes espagnols. Des incidents surviennent où Bethune, ayant trop bu, laisse voir à quel point il est hostile à toute tentative de le brider. Il n'attache aucune importance aux courtoisies diplomatiques, et ses commentaires francs à propos des querelles de famille au sein des forces de la gauche ne lui servent ni d'un côté ni de l'autre. À Malaga, une dispute entre communistes et anarchistes a contribué à la défaite républicaine. Quand Bethune arrive à Valence, une bonne part

* Les détails de ce différend sont difficiles à obtenir, et plusieurs des preuves documentaires en sont contradictoires. Il a été impossible de connaître, par exemple, la nature des relations entre l'Instituto et le Service de Barcelone. Bethune a affirmé que le commandement suprême relevait de l'Instituto, mais il n'existe aucun document de nature à confirmer ou à réfuter cette prétention. Bethune n'aurait apparemment rencontré Duran Jorda que deux fois. Selon le Dr Vincente Goyancs qui travaillait avec lui, Bethune dirigeait les unités de transfusions sanguines pour l'ensemble de l'armée républicaine, et l'Instituto lui-même a continué à fonctionner jusqu'à la fin de la guerre. Le Dr Herman J. Muller, généticien qui devait plus tard recevoir un prix Nobel, affirme cependant que «l'effondrement de l'unité canadienne de transfusion sanguine a été le résultat des attaques portées, dit-on, contre elle par une unité républicaine espagnole de transfusion sanguine qui était jalouse de la ...canadienne[65].»

de son animosité se canalise contre « ...à peu près un million de ces bâtards d'anarchistes que nous devrons coller au mur et fusiller[64] ». Voici comment Louis Huot analyse le comportement de Bethune à Paris :

Il tirait le plus grand plaisir à se trouver dans les endroits les plus dispendieux... et de commander... du champagne... Il allait dans des endroits comme la Tour d'Argent pour dîner... et se faisait remettre des reçus... qu'il attachait ensemble, et il avait beaucoup de plaisir à penser à l'angoisse qu'il provoquerait en les soumettant pour remboursement[66].

Herbert Kline affirme qu' « ...il avait toujours des problèmes avec les communistes, et eux comme moi sentions qu'il n'était pas discipliné, — ce qui signifiait qu'il n'était pas homme à toujours dire oui[67].» Selon Sise, son comportement résulte de « ...trop de travail, trop de fatigue... et de son inaptitude à endurer avec plaisir les imbéciles[68] ». La situation s'aggrave au point que A.A. McLeod et William Kashtan, autre officiel communiste canadien, viennent faire enquête en Espagne. Ils ramènent Bethune au pays afin de lui faire entreprendre une tournée de conférences publiques dans le but de recueillir de l'argent pour l'Instituto[69].

Le 18 mai, Bethune quitte « le centre de gravité du monde ». Pendant ce voyage, il n'y a ni champagne, ni sentiment d'exaltation : il voyage en troisième classe pour épargner de l'argent et il est bourrelé de remords[70]. « J'ai taché mon cahier », dit-il à Sise[71]. Il sait qu'il a accompli de grandes choses en Espagne, mais il est plein d'amertume et de ressentiment du fait que ses réalisation se soient estompées dans un conflit bureaucratique.

NOTES

1. Pierre Broué et Émile Témime, *La révolution et la Guerre civile en Espagne*, traduit par Tony White, Londres, Faber and Faber, 1972, p. 100 de la version anglaise ;
2. *Ibidem*, p. 77. La Gauche remporte 277 sièges avec 4,838,499 voix ; la Droite, 132 avec 3,996,931 ; le Centre, 32 avec 449,320 ;
3. Hugh Thomas, *The Spanish Civil War*, Londres, Penguin, 1965, p. 219 ;
4. Broué et Témime, op. cit., p. 183.

5. Organisation de gauche américaine, la Ligue contre la guerre et le fascisme devait changer son nom plus tard en celui de Ligue pour la paix et la démocratie;
6. Norman Bethune, «Red Moon», dans *Canadian Forum*, juillet 1937, p. 6;
7. Percy Newman à l'auteur;
8. J.L. Biggar, Commissaire national de la Croix-Rouge canadienne, à Bethune, Toronto le 18 septembre 1936;
9. *The New Commonwealth*, le 26 septembre 1936;
10. Graham Spry à l'auteur;
11. Pour la liste complète des membres du conseil exécutif, voir Appendice;
12. George Mooney, scénario de post-production de l'O.N.F.;
13. Selon un article du *Daily Clarion*, journal communiste officiel de Toronto, Bethune emportait avec lui les fournitures suivantes: des instruments chirurgicaux, des appareils de transfusion sanguine, 100,000 unités d'insuline, 1,000 unités chacun des vaccins contre la typhoïde et la variole, des concentrés d'anti-toxines contre le tétanos, et du sérum contre la gangrène (*The Daily Clarion*, le 22 octobre 1936);
14. *New York Times*, le 26 octobre 1936;
15. Thomas, op. cit., p. 403;
16. Ces mots sont de Louis Delaprée, correspondant de *Paris-Soir*, tels que cités dans Broué et Témine, p. 251;
17. Henning Sorensen;
18. *Ibidem*;
18. *Ibidem*;
20. Bethune à Benjamin Spence, Madrid, le 17 décembre 1936;
21. Les Dr de la Loma et Sanz à Fredericka Martin. Mlle Martin écrit en ce moment une histoire du American Medical Bureau en Espagne;
22. Bethune à Spence;
23. Télégramme du Haut-commissaire du Canada à Londres au ministère des Affaires extérieures, Ottawa, le 27 novembre 1936, dossier #631-B-36C des Affaires extérieures;
24. Mémoire de «L.C.C.», adjoint ministériel, au Ministre des Affaires extérieures, le 27 novembre 1936, même dossier;
25. Massey aux Affaires extérieures, le 28 novembre 1936, même dossier;
26. Laurent Beaudry, Sous-secrétaire d'État aux Affaires extérieures, à Spry, le 20 octobre 1936, même dossier;
27. Spry à Beaudry, le 22 octobre 1936, même dossier;
28. «L.C.C.» à O.D. Shelton, Sous-secrétaire d'État aux Affaires extérieures, le 28 novembre 1936, même dossier;
29. Ministre des Affaires extérieures à Massey, le 28 novembre 1936, même dossier;
30. Ce document se trouve dans le dossier de recherches de L'O.N.F.;
31. Bethune à Spence;

32. À la suite du triomphe de Franco, la rue devait être rebaptisée «Général Mola», en hommage au général qui commandait l'assaut contre Madrid et qui a inventé l'expression «Cinquième colonne»;
33. Bethune à Spence;
34. Dr Vincente Goyanes, membre du Service de Madrid, à l'auteur. Les autres membres en étaient les Drs Sanz, Culebras et de la Loma;
35. *Ibidem*;
36. Dr R.S. Saxton, «The Madrid Blood Transfusion Institute», dans *The Lancet*, le 4 septembre 1937, pp. 606-607. Les maladies les plus communes étaient la syphilis et la malaria. Membre de l'équipe de l'Ambulance britannique, le Dr Saxton a visité le service de Bethune en mars 1937 pour en étudier les techniques. Malheureusement, puisque tous les dossiers semblent avoir été détruits, les seules données précises, à l'exception des références peu fréquentes contenues dans les lettres ou les discours de Bethune, se trouvent dans l'article de Saxton et dans les notes qui ont servi à sa rédaction. Le Dr Saxton a généreusement fourni à l'auteur une copie de ses notes;
37. Dr Saxton. Tant selon le tableau Moss (I, II, III, IV) que selon le groupe Universel (A, B, AB, O), il existe quatre types fondamentaux de sang. La plupart des Madrilènes étant de type II(A) ou IV(O), on ne prenait que ces types.
38. Henning Sorensen;
39. Bethune à Spence;
40. Les méthodes de Duran Jorda différaient quelque peu. Dans son service de Barcelone, on entreposait le sang à des températures oscillant entre 2° et 4° C. Voir: Dr F. Duran Jorda, «The Barcelona Blood Transfusion Service», dans *The Lancet*, le 1er avril 1939, pp. 773-775;
41. *New York Times*, le 25 décembre 1936;
42. Bethune à Spence, Madrid, le 22 janvier 1937;
43. Dr Saxton;
44. Bethune à Spence, Madrid, le 11 janvier 1937;
45. *The Daily Clarion*, le 29 janvier 1937;
46. Victor Hoar, *The Mackenzie-Papineau Battalion*, Toronto, Copp Clark, 1969, p. 59;
47. Hazen Sise à l'auteur;
48. Norman Bethune, *The Crime on the Road: Malaga-Almeria*, Madrid, Publicaciones Iberia, 1937;
49. *The Daily Clarion*, le 17 février 1937;
50. Henning Sorensen;
51. Ted Farah, journaliste canadien qui accompagnait Bethune à Paris, à l'auteur;
52. Thomas, op. cit., p. 501;
53. Henning Sorensen;
54. Hazen Sise, scénario de post-production de l'O.N.F.;
55. Dr Albert B. Byrnne, médecin américain travaillant en Espagne, á l'auteur;

56. Herbert Kline à l'auteur;
57. Cette lettre, probablement à Spence, est citée dans le scénario de post-production de l'O.N.F., mais ne peut être retracée;
58. Bethune à Marian Scott, Madrid, le 26 février 1937;
59. *The Daily Clarion*, le 17 juillet 1937;
60. Selon le rapport du vérificateur, tel qu'accepté au cours d'une réunion du Comité à Toronto, le 7 mai 1938, le Comité d'aide à la démocratie espagnole a envoyé en Espagne $11,656.63 en 1936, et $17,165.94 en 1937;
61. Hazen Sise, scénario de post-production de l'O.N.F.;
62. Henning Sorensen;
63. Fredericka Martin à l'auteur;
64. Dr Byrnne;
65. Lettre du Dr Muller, dossier de recherches de l'O.N.F.;
67. Louis Huot;
68. Hazen Sise à l'auteur;
69. Henning Sorensen;
70. *The Gazette*, Montréal, le 8 juin 1938;
71. Hazen Sise à l'auteur.

une patrie vide

L'ACCUEIL qu'on lui fait à Toronto, le 14 juin 1937, dissipe son amertume. Des centaines de personnes l'attendent à la gare Union. Elles crient et fourmillent autour de lui tandis qu'il s'avance vers la voiture ouverte qui le mènera lentement le long de l'University Avenue. Derrière lui défilent deux orchestres et une procession d'un demi-mille de longueur qui prendra fin à Queen's Park. Depuis la pelouse qui s'étend devant les édifices du parlement de l'Ontario, il s'adresse à une foule de plus de 5,000 personnes[1].

Deux jours plus tard, il retourne à Montréal après huit mois d'absence. Une foule de 1,000 personnes l'accueille à la gare Windsor et le porte en triomphe. Ce soir-là, dans l'aréna Mont-Royal empli à craquer, il parle devant 8,000 personnes. Parlant sans notes, il raconte dans quelles conditions se fait la guerre, la bravoure du peuple espagnol, et le travail de l'Instituto. À la fin de la manifestation, on demande de l'argent et on recueille ainsi près de $2,000[2].

Les allocutions qu'il prononce à Toronto et à Montréal sont les premières d'une série qu'il prononcera du début de juillet à la mi-septembre, souvent deux fois par jour. Sous les auspices du Comité d'aide à la démocratie espagnole, il parle dans des arénas, des locaux de syndicat, des théâtres et des églises. Voyageant en automobile, en avion et en bateau, il traverse le nord de l'Ontario, les Prairies, se dirige vers le sud en Californie, vers le nord en Colombie-britannique, de nouveau à travers les Prairies, descend à Chicago, traverse l'Ontario et le Québec et se rend aux Maritimes. Le nombre de ses auditeurs varie entre quelques poignées de gens dans les petites villes jusqu'à plusieurs milliers à Winnipeg, à Vancouver et à

Toronto ; et il affirme, à la fin de septembre, qu'il a parlé devant 30,000 personnes[3]. Les sommes d'argent recueillies varient selon le niveau d'engagement politique de ses auditoires. Au cours d'une assemblée à Sudbury, en juillet, 700 personnes versent $22.40[4]. Une semaine plus tard, un auditoire de 2,000 personnes, à Winnipeg, verse $1,800[5]. À la fin de la troisième semaine de juillet, Bethune annonce qu'on a recueilli $4,500[6]. La foule est habituellement formée de chômeurs, d'étudiants, d'intellectuels et de simples curieux.

Bethune n'aime pas la tournée. « Même si je n'aime pas parler en public, écrit-il à Frances tôt en juillet, je vais me rendre jusqu'au bout[7]. » Peut-être est-il vrai qu'au début il n'aime guère parler, mais la foule aiguise son sens de la dramatisation. Il devient un orateur accompli bien avant la fin de la tournée. Il tente d'être direct, de défendre clairement et à fond sa cause devant ses auditoires canadiens et américains. L'un des problèmes les plus délicats qui se pose est son affiliation politique qu'il veut affirmer. Les membres du Comité, tant non-communistes que communistes, refusent carrément de lui accorder ce droit, ce qui l'irrite. Rendant visite à son ami George Holt, il lui exprime la frustration qu'il ressent de ce qu'on l'empêche d'admettre qu'il est un communiste : « J'en ai assez... je veux parler. Je veux admettre que je suis membre du Parti communiste[8]. »

La tentation s'en présente à chaque assemblée. Le 14 juillet, il enrage de ce qu'on le présente, au Rotary Club de Sault Sainte-Marie, comme un homme qui a été attiré en Espagne par son esprit aventurier. Il corrige immédiatement en affirmant : « Je ne suis pas allé en Espagne à cause de quelque besoin d'aventure, mais parce que ce conflit met en cause un principe bien clair. » Il lance ensuite une accusation au premier ministre de l'Ontario, Mitchell Hepburn, qui a lancé « ...les forces militaires et policières contre le droit sacré des ouvriers à la grève... le fascisme dresse la tête en Ontario[9]. » L'auditoire, formé en grande partie d'hommes d'affaires, n'est pas amusé. La brève remarque du secrétaire, dans le procès-verbal, se lit ainsi :

« Le Dr Bethune était l'orateur invité et sa causerie côtoyait le communisme[10]. »

Avant que ne commence la tournée, William Strange, journaliste de Toronto, lui demande, au cours d'une entrevue dans sa chambre d'hôtel, s'il est communiste. Bethune lui répond de sa baignoire : « Très fermement, je ne le suis pas. Pourquoi me le demandez-vous ? » Quand Strange lui fait remarquer qu'il arbore le salut à poing fermé, Bethune rétorque :

> Écoutez, soyons clairs. Vous pouvez m'appeler socialiste si vous voulez. Je suis un socialiste dans le même sens que des millions de gens sensés le sont. Je souhaite que les gens soient traités équitablement, et je hais le fascisme. Le poing fermé, je l'utilise parce qu'il est le salut du Front populaire. En Espagne, tous ceux qui s'opposent au fascisme l'utilisent. En fait, c'est tout ce qu'il signifie : l'anti-fascisme. En France, le premier ministre Blum l'utilise et il n'est pas communiste. Je devrais le définir comme une réponse au salut à main levée des fascistes[11].

Mais quand il arrive à Winnipeg, le 20 juillet 1937, il refuse de jouer plus longtemps aux charades. Au cours d'un banquet donné en son honneur à l'hôtel St-Charles, il déclare calmement : « J'ai l'honneur d'être un communiste[12]. » Le masque inconfortable tombé, ses discours portent maintenant les stigmates incontestables de ses convictions politiques. Devant la foule qui se presse au Legion Hall de Saskatoon, il déclare :

> ... vous ne pouvez parler de l'humanité sans parler de la lutte des classes. Je la prêche, et le plus tôt les gens s'en rendront compte, le mieux ce sera. L'ancienne forme d'individualisme n'existe plus. Le jour est passé où un individu pouvait ouvrir le monde comme une huître et le gober. Les tentacules de la pieuvre du capitalisme monopolisateur ne font que s'étendre, et l'agression de la Chine par le Japon n'en est qu'une manifestation de plus[13].

Il raconte, dans la plupart de ses allocutions, le fait qu'il a dû payer des droits sur son ambulance parce que le gouvernement canadien se méfiait du Comité d'aide à l'Espagne : « J'ai demandé à Ottawa la permission de recommander l'utilisation d'une ambulance canadienne, et MacKenzie King a refusé, ce même homme qui a été photographié un peu plus tard en serrant la main du plus grand meurtrier qui soit dans le monde d'aujourd'hui, — Hitler[14].»

Une génération plus tard, des gens se souviennent encore clairement de lui au moment de sa tournée de conférences. Une femme qui l'a entendu parler à Saskatoon rappelle ses impressions: «Ses paroles me médusaient... il émanait certainement de lui une certaine grâce mystique... Il semblait lointain et plutôt «dur» à mes yeux. Pour ceux qui, dans ma génération, partageaient mes sentiments politiques, il était un héros[15].» Un médecin qui assistait à son assemblée à Vernon, en Colombie-britannique, rapporte:

Sanglé dans son tweed écossais, les cheveux gris et la mine agressive, il était très impressionnant... J'avais dix sous que je voulait dépenser pour un lait battu et je l'ai donné; le résultat, c'est qu'on m'a invité à lui serrer la main. Il m'a demandé mon nom, ce que j'allais faire quand je serais grand, si je jouais au hockey et si je mangeais des pommes Okanagan... À mes yeux de 14 ans, c'était un homme extraordinaire et je n'ai jamais changé d'avis à son sujet[16].

Un auditeur se souvient ainsi de son allocution prononcée à Prince Albert, en Saskatchewan:

L'impression la plus durable vient certainement de la pure force d'entraînement de cet homme... Je n'ai encore entendu personne d'autre donner une impression aussi irrésistible de sincérité. Mais il y avait en lui une autre qualité... un sentiment de quelque chose de maîtrisé au prix d'un effort suprême. Je pense que c'était probablement un mélange de fatigue et de colère; celle-ci ressortait très certainement quand, après que l'auditoire eut virtuellement feint de ne pas voir la boîte de collecte, il revenait sur l'estrade pour nous rappeler que l'Espagne servait de scène pour la répétition de ce qui allait se passer en Europe. Il est heureux pour certains des plus jeunes d'entre nous qu'il n'ait pas fait à ce moment-là de recrutement pour les Brigades internationales! Le lendemain matin, l'influence avait commencé à diminuer, mais trente ans plus tard, elle était toujours assez forte pour que lors de mes premières vacances en Espagne, je me demandai si, en conscience, je devrais être là[17].

À Montréal, il se rend à l'Hôpital du Sacré-Cœur visiter quelques-uns de ses anciens malades. Un médecin rappelle la réception qu'on lui réserve à cet hôpital où il a travaillé plus de quatre ans: «... quand les pauvres sœurs l'ont vu dans le corridor, elles se sont sauvées en courant. Elles avaient peur de Norman Bethune. Il m'a dit que la Mère Supérieure avait peur de voir le diable en le rencontrant. Cela lui a fait mal[18].» Il lui est difficile de comprendre que de nombreuses personnes croient que Dieu est du côté de Franco et plus difficile encore d'accepter l'attitude apathique des gens devant les événements d'Espagne tout au long de sa tournée. Il se rend compte qu'à part les foules enthousiastes qu'il fascine par ses descriptions pittoresques de la terreur, du sang et de la sottise de la guerre moderne, beaucoup plus de gens encore demeurent indifférents et insouciants. Les esprits obtus se retrouvent partout. Une lettre au rédacteur en chef d'un journal, publiée quelques jours après son passage dans une ville d'Ontario, traduit une réaction typique. Quelle est donc, se demande l'auteur de cette lettre, la relation qui existe entre les champs de bataille d'Espagne et la sérénité du nord de l'Ontario[19]?

Tant dans les petites villes minières des Rocheuses canadiennes que dans les grandes villes canadiennes ou américaines, Bethune lance à maintes reprises l'avertissement qu'une guerre mondiale est déjà commencée en Espagne et en Chine, celle-ci venant tout juste d'être envahie par le Japon. Seule une action énergique immédiate stopperait Hitler et les Japonais. On lui rappelle que l'Espagne est engagée dans une guerre civile dans laquelle le Canada et les États-Unis n'ont pas le droit d'intervenir. Sur le plan national, les politiciens semblent à Bethune être aussi aveugles devant les dangers internationaux que l'avaient été les politiciens provinciaux devant la nécessité de la médecine d'État. Les collègues de sa profession n'en étaient d'ailleurs pas plus éclairés. Parlant devant un groupe de médecins du nord-ouest des États-Unis, son exaspération face à l'ignorance politique de ces hommes apparemment cultivés le fait sortir de ses gonds et il éclate de rage[20]. À Halifax, en Nouvelle-Écosse, un groupe de médecins l'invitent à dîner à un club de golf privé pour l'entendre décrire les techniques utilisées par le Service de transfusion sanguine. Quelques années plus tard, son hôte rappelle qu'il « ... est rentré à la maison très tard et très fatigué. J'ai été vraiment agacé quand un des médecins m'a téléphoné pour me dire: « Je vous en prie, ne laissez pas savoir que nous l'avons reçu[21] ».

L'aliénation de Bethune est si profonde qu'il ne peut reprendre son ancienne carrière:

Norman est revenu d'Espagne conscient que tout s'était effondré... à cause de la même espèce d'apathie qui avait torpillé le programme de soins médicaux... Il voyait dans la Chine le même genre de lutte qui sévissait à une plus vaste échelle et il s'identifia avec elle... Dans l'état d'esprit où il se trouvait, il n'aurait pas pu établir une pratique professionnelle à Montréal[22].

Tout en étant lui-même un marxiste engagé, rien ne le préparait aux luttes amères entre les communistes, les socialistes et les anarchistes d'une gauche fragmentée. Regrettant son propre conflit avec le Parti communiste, il désire maintenant compenser, regagner la confiance qu'il lui a accordée.

L'Espagne l'a endurci. Au cours de cette période de gestation, sa vision de la réalité parvient à maturité. La mort, la destruction, la bureaucratie gouvernementale, la gauche fragmentée et l'apathie des civils en Amérique du Nord se conjuguent pour affermir ses convictions. Pour lui, le fascisme demeure une maladie politique et, tout comme il avait un jour résolu d'enrayer la tuberculose par des mesures préventives, il est déterminé à combattre l'expansion de ce nouvel ennemi, le fascisme mondial. Cette perspective nouvelle modifie l'opinion qu'il se fait de ses vieux amis, de ses vieilles idées. Seul et désillusionné, Bethune tourne le dos à son ancien mode de vie. Il est « ... tout à fait désenchanté de la... vie urbaine. Il la trouve corrompue et infiniment ennuyeuse. Il devient mentalement galvanisé. Il commence à rayer de sa vie toutes les futilités et tous les potins qui font partie de la vie courante de toute personne cultivée en Occident.[23] »

Plusieurs jours après la capture de Pékin par les Japonais, en août 1937, Bethune prend la parole à Salmon Arm, en Colombie-britannique. Après l'assemblée, discutant avec des membres du Comité local d'aide à l'Espagne, il leur fait part de son intention de ne pas retourner à Madrid. Le véritable champ de bataille se trouve en Chine, et c'est là qu'il ira[24]. Il devient amer. « On m'appelle un Rouge... Si la chrétienté est rouge, je suis... un Rouge. On m'appelle un Rouge parce que j'ai sauvé 500 vies humaines », dit-il à Timmins[25]. Vers la fin de sa tournée, en septembre, il demande à Tim Buck de lui accorder son appui. Buck téléphone à Earl Browder, président du Parti communiste américain, afin de savoir quels arrangements peuvent être pris avec les Chinois[26]. Buck et Browder sont d'accord pour aider Bethune mais les partis communistes, tant au Canada qu'aux États-Unis, sont engagés à fond financièrement dans la guerre d'Espagne. Browder consulte William Dodd fils, de l'*American League for Peace and Democraty*, et Philip J. Jaffe, rédacteur en chef de *Asia Today*, périodique américain de gauche. Jaffe, qui vient à peine de rentrer de Chine, se montre enthousiaste à l'idée d'aider les communistes, et de créer un organisme sous le nom de *China Aid Council*. Les perspectives d'une aide financière à Bethune semblent excellentes.

Dans toute sa carrière, la décision de se rendre en Chine se révèle la plus formatrice. Pour lui, le Canada est une patrie vide; son expérience en Espagne s'est terminée avec regret. À 47 ans, sa vie personnelle est acculée à l'impasse. Frances est partie depuis des années; ses escapades avec d'autres femmes sont tristes et sans lendemain; il n'a pas d'amis intimes, si ce n'est Barnwell qu'il voit rarement; il n'a pas d'enfants, et sa famille est chose du passé. Il est seul.

Frances dira qu'il est allé en Chine « pour tenter une ultime aventure[27]. » Quant à lui, il y voit une nouvelle chance de donner un sens à toute sa vie, en se mettant au service d'une révolution qui, dans son opinion, est une des plus importantes de l'histoire.

NOTES

1. Le *Star*, de Toronto, le 15 juin 1937;
2. La *Gazette*, de Montréal, le 19 juin 1937;
3. *Daily Clarion*, 7 septembre 1937;
4. *Ibidem*;
5. *Free Press*, de Winnipeg, le 22 juillet 1937;
6. *Daily Clarion*, le 26 juillet 1937;
7. Bethune à Frances, de South Porcupine, Ontario, le 7 juillet 1937;
8. George Holt;
9. Le *Daily Star*, de Sault Ste-Marie, le 14 juillet 1937;
10. James Kelleher à l'auteur. À l'époque, le père de M. Kelleher était président du Rotary Club;
11. William Strange, dans le *Star*, de Toronto, le 15 juin 1937;
12. *Free Press*, de Winnipeg, le 20 juillet 1937;
13. Le *Star-Phœnix*, de Saskatoon, le 23 août 1937;
14. Le *Northern Daily News*, de Kirkland Lake, en Ontario, le 6 juillet 1937. Le premier ministre du Canada, MacKenzie King, a rendu visite à Hitler en Allemagne;
15. Le professeur Elaine Cumming à l'auteur;
16. Lettre du Dr W. Wilde à Mme C. A. Morden, citée à l'auteur par celle-ci;
17. Richard Greening à l'auteur;
18. Dr Roger Gariépy à l'auteur;
19. A. Brennen au rédacteur en chef, *Northern Daily News*, le 13 juillet 1937;
20. Dr Leo Eloesser à l'auteur;
21. Mme Amy Mercer à l'auteur. Bethune était invité à la résidence du Professeur et de Mme Mercer;
22. Dr W.J. McLeod;
23. Dr Lewis Fraad à l'auteur;
24. Mlle E. Stirling à l'auteur. Mlle Stirling présidait l'assemblée à Salmon Arm;
25. La personne qui a fourni ce détail ne tient pas à être identifiée;
26. Tim Buck à l'auteur;
27. Dr Starkey.

« huan-ying, huan-ying »

LE 7 JUILLET 1937, tandis que Bethune prenait la parole à Timmins, en Ontario, les troupes japonaises ouvrent le feu contre les forces chinoises dans la ville fortifiée de Wan-p'ing, près de Pékin. Cet incident du Lü-kou Ch'iao (Pont Marco Polo) marque l'ouverture de la seconde Guerre sino-japonaise.

La première guerre sino-japonaise avait commencé le 18 septembre 1931 par un autre « incident » à Mukden, en Mandchourie. Avides d'expansion territoriale et prêts au combat, les Japonais envahirent la Mandchourie, chassèrent les Chinois. et s'installèrent dans l'État fantoche du Manchukuo. Le général Chiang Kai-shek, chef de l'armée la plus puissante de Chine, ne tenant virtuellement pas compte des envahisseurs, concentra tous ses efforts dans la soi-disant campagne de « suppression du banditisme » menée contre les forces, peu nombreuses mais durables, de Mao Tsé-toung. Pendant cinq ans, les Chinois combattirent entre eux dans le sud et dans le centre du pays, tandis que les Japonais étendaient graduellement leur pouvoir dans le nord. En 1936, un groupe d'intellectuels chinois forma la Ligue du salut national, précurseur du Front uni. Chang Kai-Shek, aux prises avec des officiers rebelles, une armée mécontente et une situation militaire désastreuse sur tous les fronts, fut finalement forcé de se joindre aux communistes de Mao au sein du Front uni. Le 22 septembre 1937, on annonçait publiquement la formation du Front uni Kuomintang Communiste. Derrière une façade d'unité, les Chinois, faibles et pauvres firent face aux envahisseurs.

Les Japonais tenaient une bonne partie du nord, ainsi que l'ancienne capitale, Pékin. Bethune lit les nouvelles dans les journaux et discute de la situation avec ses amis. Ils voient dans la Chine ce qu'ils avaient vu dans l'Espagne: une première ligne de défense contre la puissance grandissante du fascisme mondial. D'après l'analyse communiste, la lutte classique est commencée dans les deux pays. La caste des propriétaires lutte contre les travailleurs et les paysans; en vérité, il s'agit d'une lutte des classes sous le masque de sentiments nationalistes. Dans les deux cas, les éléments capitalistes bourgeois profitent de l'intervention étrangère pour défendre leur système. Autant Bethune que d'autres personnes assimilent les Japonais, le Kuomintang, les phalangistes espagnols, les fascistes italiens et les allemands nazis, au capitalisme impérialiste décadent sous le seul vocable de fascisme mondial. Dans cette analyse, il n'existe aucune différence notable entre l'Espagne et la Chine. Mao Tsé-toung est un grand leader parmi ceux qui, dans le monde, combattent la menace fasciste.

Bethune se rend à New York en octobre 1937 et on lui garantit un certain appui financier de la C.A.C. et de l'A.L.F.P.D. Les deux organismes lui suggèrent de tenter de trouver d'autres fonds auprès de sources privées, et il se tourne vers les officiels new-yorkais du Comité d'aide à la démocratie espagnole. Il rencontre parmi eux un jeune médecin, le Dr Lewis M. Fraad, qui lui offre de l'accompagner en Chine. Fraad, un New-Yorkais, connaît plusieurs riches libéraux qui s'intéressent à la Chine, et part avec Bethune pour recueillir de l'argent. À Noël, ils ont en leur possession environ $5,000[1], somme à laquelle vient s'ajouter un autre $1,000 du *China Aid Council*[2]. Bethune décide de se procurer assez d'équipement pour monter un hôpital entier sur le terrain. À mesure que les fonds deviennent disponibles, ils font le tour des différentes compagnies de fournitures médicales et de médicaments, se procurant des marchandises et les accumulant dans un entrepôt de New York.

À Noël, en 1937, l'équipe s'est accrue de deux membres. Le Parti communiste canadien a demandé à Jean Ewen, fille d'un communiste canadien éminent, de se joindre à Bethune[3]. Infirmière diplômée, elle a exercé pendant deux ans dans un hôpital de Shantung et parle chinois. Jeune, intelligente et sympathique à la cause chinoise, elle n'en est pas pour autant communiste. Elle se rend à New York pour y rencontrer Bethune, Dodd et Jaffe et accepte de se rendre en Chine. L'autre volontaire est le Dr Charles H. Parsons, chirurgien américain qui a travaillé et enseigné à la *Wilfred T. Grenfell Medical School*, de Twillingate, à Terre-Neuve. Malheureusement, le Dr Parsons mène contre l'alcool un combat perdu d'avance[4]. Bethune voit en Parsons un risque sérieux mais se fait à l'idée, avec son optimisme évangéliste, qu'il pourra probablement être ramené dans le droit chemin.

Tous sont occupés à rendre des visites rapides à des donateurs possibles, à marchander des escomptes sur les fournitures médicales et à préparer des listes d'inventaires. Un membre du Comité d'aide à l'Espagne, qui a aidé Bethune à se préparer au voyage, l'évoque ainsi :

Nous sentions tous qu'il s'en allait vers sa propre mort. Nous savions quelles étaient les conditions là-bas. À son âge, il allait s'isoler de la médecine moderne... Il n'y avait pas de fanfares et il n'était pas le héros d'Espagne. Il s'asseyait dans un coin de l'entrepôt... et les gars y pensaient avec lui à fond. Quelle sorte de sacoches ? Combien de remèdes ? C'était lugubre. Il était très pratique. Il n'a jamais rien laissé transparaître. Je m'en allais chez-moi et je pleurais[5].

Le voyage en Chine est très différent du voyage en Espagne. Les affaires asiatiques intéressent peu parce que tout le monde est absorbé par l'évolution de la situation en Espagne. Les Comités qui soutiennent Bethune trouvent peu d'argent et semblent incapables de susciter beaucoup de publicité. Bethune se retrouve de nouveau seul :

Ça nous est passé par la tête à tous... À part les situations extremes qui poussent à l'héroïsme, y aurait-il un seul d'entre nous qui, comme lui, en aurait fait autant ? Aurions-nous pu renoncer à tant de choses ? À la fin, il était très seul. Sa décision a créé une espèce de vide autour de lui. À ce moment-là, nous avions de nos gens qui croyaient en l'Espagne, qui y ont travaillé... y ont été blessés... et y sont morts. Mais la Chine était différente. Ce n'était pas notre culture. Nous n'avions rien de commun avec ce pays[6].

À New York, la veille du Nouvel An, à la fin de 1937, on fait à Bethune une fête d'adieu. Le lendemain, Parsons et lui partent en train pour Vancouver où ils rencontrent Jean Ewen, Le Dr Fraad qui, à la dernière minute, n'a pu partir avec eux, devait expliquer les raisons: « Je ne suis jamais allé en Chine. Bethune a dû partir sans moi parce qu'on m'a refusé un passeport. Bethune est mort sans avoir jamais su pourquoi je ne l'ai pas rejoint en Chine. Il n'a probablement jamais reçu mes lettres. Il m'a écrit deux fois, me demandant avec indignation pourquoi je ne m'étais pas montré... C'étaient de courtes notes, en quelque sorte irritées[7] » À Vancouver, les trois membres de l'Équipe médicale mobile canado-américaine montent à bord du *S.S. Empress of Asia* le 8 janvier 1938 pour entreprendre leur voyage de 19 jours jusqu'à Hong-Kong. À bord, Bethune écrit plusieurs notes de dernière jeure. « Je fais ce que je peux pour toi, écrit-il à Frances, pour la justice et pour mon ancien amour pour toi. Je te donne ce qui t'est dû. Je t'en prie, ne le prends d'aucune autre façon que celle-là[8]. » À Marian Scott, il écrit ce qui suit:

Tu vois pourquoi je *dois* aller en Chine. Lis, je t'en prie, *Red Star over China*, le livre d'Edgar Snow... *Red Army Marches*, d'Agnes Smedley, *First Act in China,* de Bertram.

Je me sens si heureux maintenant, si gai. Plus heureux que depuis que j'ai quitté l'Espagne.

Au revoir et sois heureuse
Beth
Au revoir encore, camarade[9].

Les portes se referment sur son passé.

Les problèmes surgissent entre les trois compagnons, peu après leur départ de Vancouver. Peut-être du fait que l'argent est américain, Parsons dirige le groupe. Voici comment Jean Ewen le dépeint:

Il était d'un genre assez particulier. Chauve, très calme, avec un visage en guimauve. Aucun caractère ou trait distinctif... Il n'a même pas tenté d'être raisonnable avec Bethune, et celui-ci n'agissait pas mieux avec lui... Je pense que j'avais plutot pitié de Parsons: il ne possédait pas le moindre indice sur le comportement social d'un être humain. Du moment qu'il avait une bouteille, — rien d'autre n'avait d'importance[10].

Craignant que Parsons ne dépense l'argent de l'équipe au bar du paquebot, Bethune presse Ewen de se joindre à lui pour envoyer un télégramme à New York afin qu'on exige de Parsons qu'il rende compte des finances. Elle refuse jusqu'au moment où ils parviennent à Shanghai, d'où ils expédient un télégramme à la Ligue pour la paix et la démocratie, insistant pour qu'on rappelle Parsons[11].

La première personne qu'ils devaient rencontrer ne se montre pas à Hong-Kong, et Ewen télégraphie à Agnes Smedley qui leur suggère de s'envoler vers Hankow. À l'aéroport de Hankow, à peine viennent-ils d'échanger les premières salutations que l'alarme se fait entendre et que chacun se précipite à l'abri d'une attaque aérienne imminente. Capitale provisoire de Chine depuis le sauvage « viol de Nanking » par les forces japonaises en décembre 1937, Hankow est soumise à des attaques aériennes incessantes[12]. Après quoi on les invite à demeurer dans une maison privée nommée l'« Axe Yenan-Ciel ». La grande maison de pierre sert de résidence à l'évêque Rootes, épiscopal américain ultra-libéral, qui ouvre sa porte à tous les progressistes.

Au moment de quitter Vancouver, leurs projets étaient vagues et ils avaient pour seules consignes de se mettre à la disposition du gouvernement chinois qui déciderait de la façon dont ils pourraient se rendre utiles. Le dernier affrontement entre Bethune et Parsons se produit au moment où ils tentent de déterminer quelle sera leur ultime destination... Le Dr R.K.S. Lim, directeur de la Croix-Rouge chinoise, formule quelques suggestions, mais Bethune l'interrompt en déclarant carrément qu'il est venu en Chine pour servir dans la VIIIe Armée chinoise communiste et qu'il ne se rendrait nulle part ailleurs. Parsons ayant refusé de se rendre au nord chez les communistes, Bethune et Ewen partent seuls. Parsons, pour sa part, rentre aux États-Unis avec tout ce qu'il reste d'argent[13].

Le premier jour de leur séjour dans la demeure de Rootes, Bethune et Ewen rencontrent Chou En-lai, qui devait devenir le Premier ministre de Chine, et Chin Po-ku, coordonnateur des approvisionnements médicaux auprès de la VIIIe Armée chinoise. Les deux Chinois sont en poste à Hankow comme représentants communistes du Front uni. Chou et Chin, invités à prendre le café en compagnie du personnel médical étranger, sont enchantés d'apprendre que Bethune est déterminé à servir dans les forces communistes. Tandis que Chin Po-ku procède aux arrangements nécessaires pour conduire les deux Canadiens vers le nord, Bethune demande qu'Ewen puisse travailler avec lui durant son séjour forcé à Hankow. On accepte volontiers qu'ils effectuent des travaux chirurgicaux à l'hôpital de la mission presbytérienne de la ville voisine de Han-yang.

On invite Bethune à prendre plusieurs repas auxquels assistent des médecins missionnaires et des journalistes dans les restaurants de Hankow. Au cours d'un de ces repas, il rencontre James Bertram, journaliste anglais qui lui donne son sac de couchage, ses bottes d'équitation et son chapeau de fourrure. Voici ce qu'il dit de Bethune:

> Il était très raide et très tendu, — fumant beaucoup et très visiblement sous le poids d'une contrainte considérable... Il... portait une petite barbe en pointe à la Lénine, et aimait poser à la façon de Lénine quand on le photographiait... J'ai trouvé qu'il était un homme très animé et très doué, mais assez égoïste et certainement mené par un de ces démons: il voulait à tout prix devenir un héros ou un martyr de la Révolution [14].

Au bout de trois semaines, les derniers préparatifs avaient été complétés pour leur voyage vers le nord, jusqu'a Chin-kang K'u, quartier général de la région frontalière de Chin-Ch'a-Chi, dans la province montagneuse de Shansi. Chin-Ch'a-Chi (Shansi-Chanhar-Hopei) et Shen-Kan-Ning (ShensiKansu-Ningsia) sont les deux régions militaires que contrôlaient les forces communistes. Dans des conditions normales, ce voyage de plus de 800 milles aurait pris plusieurs jours. Mais comme les troupes japonaises avançaient depuis le nord-ouest vers la ligne de chemin de fer reliant Pékin à Hanbow et que Bethune voyageait sur cette ligne, personne ne pouvait prédire qu'il parviendrait à destination.[15]

Bondé de marchands et d'étudiants, le train quitte Hankow le 22 février et parvient à Cheng-chou au cours de la nuit. La ville regorge de réfugiés qui fuient devant l'avance des troupes japonaises, et ils sont forcés de dormir dans un hangar de chemin de fer qui se trouve à proximité de la gare. Le lendemain, on arrête et on évacue plusieurs fois le train de Tung-kuan, tandis que les avions japonais volent au-dessus. À Tung-kuan, ils attendent trente-six heures, dans un wagon postal vide, le train de Lin Fen. Furieux de ces délais successifs, Bethune boit beaucoup. Pour passer le temps, il tire de ses bagages un «ukelele» et commence à chanter, accompagné par leur guide, un joueur d'harmonica accompli.

Entretemps, la rumeur voulant que Lin Fen tombe bientôt aux mains des Japonais parvient à Hankow. La Croix-Rouge internationale dépêche Robert McClure, médecin missionnaire, afin de prévenir Bethune et Ewen. C'est en se promenant à bicyclette dans les rues de Tung-kan, un révolver à la ceinture, que McLure découvre Bethune près de la gare. La rencontre semble extraordinaire aux yeux de McClure. Une telle rencontre entre deux médecins canadiens, tous deux diplômés de l'Université de Toronto, au beau milieu d'une guerre dans le nord de la Chine, aurait dû les porter à rappeler leur antécédents communs. Mais, selon les mots de McClure, Bethune n'y trouve aucun motif de réjouissance.

Il ne se sentait pas canadien. Il sentait qu'il avait abandonné le Canada. Il critiquait beaucoup les gens en place... Pour lui, il n'y avait là que des gens âpres au gain, avides d'un statut. Très paranoïaque à l'égard de celui qui s'occupait de chirurgie thoracique, surtout parce que, lui, Bethune, aurait été ostracisé et qu'on n'avait pas reconnu son talent. On l'avait empêché de pratiquer, empêcher de faire le travail qu'il désirait faire. On avait contrecarré ses efforts pour faire sa marque en chirurgie thoracique au Canada. Très amer.

Bethune aime beaucoup plus discuter de l'avenir que du passé: «Il combattait dans la révolution mondiale. Le front espagnol fermé, il s'en allait au front chinois[16].»

Bethune ne retient rien de sa rencontre avec McClure: il ne l'inscrit même pas dans son journal. Malgré les avertissements que lui sert McClure, il tient à se rendre à Lin Fen. En outre, ils croisent plusieurs trains qui se dirigent vers le sud, bondés de réfugiés. Quand ils y parviennent, les troupes japonaises ne se trouvent plus qu'à quelques milles de Lin Fen et on procède à son évacuation complète. Au moment où la ville subit de violents bombardements aériens, des trains partent vers Tung-kuan avec des gens accrochés aux toits des wagons. Dans la confusion, leur guide ne parvient pas à trouver l'équipe militaire chinoise locale, et il les presse de retourner à Tung-kuan. Bethune n'a pas le choix. Quelques minutes plus tard, ils sont à bord d'un train de marchandises, appuyés contre des sacs de riz, et se dirigent de nouveau vers le sud. Quelques heures plus tard, le train s'arrête, et ils peuvent entendre des voix irritées. Ewen remonte la filée de wagons pour découvrir que le mécanicien a quitté le train, refusant de poursuivre sa route sur une voie violemment bombardée. La confusion règne une fois de plus. Enfin, on décide d'acheter des mulets aux gens d'un village voisin pour transporter la précieuse cargaison de 400 sacs de riz. Les deux Canadiens n'ont pas le choix. Ils se joignent au convoi de mulets et aux quarante-deux charrettes qui se dirige à peu près dans la direction contraire de leur destination initiale. À la fin de l'après-midi, deux bombardiers japonais repèrent le convoi de mulets et descendent à une altitude de 200 pieds pour larguer leurs bombes. Tandis que chacun court se mettre à l'abri, les mulets restent sur la route. Les bombes en tuent 18. Après le départ des Japonais, ils détachent les charrettes des mulets morts, transbordent la cargaison dans celles qui restent et poursuivent leur route.

Voyageant toute la nuit, ils parviennent à la rivière Fen où ils se reposent plusieurs heures et où ils mangent avant de la traverser pour gagner la ville de Chiang-chou. Tandis qu'ils attendent des chalands, une petite file de gens commence à se former devant la porte de la hutte paysanne où Bethune a dormi. La rumeur de l'arrivée d'un médecin étranger a circulé rapidement et ils passent plusieurs heures à traiter les malades. Quand ils entrent dans Chiang-chou, Bethune écrit:

J'ai escaladé la colline jusqu'à l'église, à travers la ville. Celle-ci est quasi déserte, si ce n'est des marchands replets et des mendiants. Ces deux classes sont les seules qui restent, — les nantis et les démunis. Les premiers attendront les Japonais avec une certaine crainte et en tremblant, mais leurs vivres importent plus que leurs craintes. Ils sont de cette bourgeoisie typique que l'on retrouve dans le monde entier. Pour eux, cette guerre n'est qu'une autre bataille entre des soldats professionnels. Politiquement, ce sont des ignorants. Leur bien-être personnel est leur seul souci.

Au sommet de la colline, ils rencontrent deux prêtres franciscains hollandais. Au cours de la conversation, ils offrent un cigare à Bethune et ouvrent une bouteille de vin. Plus tard, l'un des prêtres leur dit adieu en ces termes: «Je souhaite que nous nous rencontrions de nouveau sur terre, sinon alors au ciel[17].»

Comme ils voyagent vers l'ouest, depuis Chiang-chou, ils apprennent que les positions les plus avancées de la cavalerie japonaise se trouvent à peine à vingt-cinq milles de la ville. Les Japonais, de même que les Chinois en déroute, se dirigent vers le sud le long de la rivière Fen, en direction du fleuve Jaune, qui se trouve à quelque trente milles de distance. Tout au long de la route, ils croisent des réfugiés qui se joignent à la caravane. Ne tenant aucun compte des protestations des autres, Bethune s'arrête constamment pour s'occuper des malades et des blessés. À un moment donné, un jeune soldat âgé de pas plus de seize ans, gisant sur le côté de la route, accroche le regard de Bethune. L'épaule réduite en charpie, il crie: «Je ne veux pas mourir, je n'ai pas encore vécu.» Quand le quartier-maître avertit Bethune qu'il retarde le convoi de mulets, Bethune, furieux, se tourne vers lui et lui rappelle ses devoirs envers les blessés. Il fait en vitesse ce qu'il peut pour le garçon et rejoint la caravane[18].

Le 3 mars, ils atteignent Ho-chin, qu'ils trouvent pleine de troupes provinciales du général Yan Shi-san en retraite, avec moins d'un jour d'avance sur les Japonais. La hâte des soldats et des civils recrée cette même confusion que celle qu'ils ont rencontrée le long de leur route. Forcé de passer la nuit à Ho-chin, Bethune «... marche dans la ville. Des carpes vivantes dans des bouquets d'eau à vendre; des cochons noirs aux grandes oreilles molles; des chiens qui n'aboient pas; des fenêtres de papier blanc! ... Mon anniversaire, — 48 ans, — l'an dernier j'étais à Madrid. J'ai pansé six soldats blessés (aux bras et aux mains), rien d'autre que de légères blessures négligées, — tous les autres sont morts au retour[19].» Le lendemain soir, ils parviennent au fleuve Jaune:

C'était un spectacle inoubliable. Éclairés par une douzaine de feux, cinq mille hommes étaient rassemblés avec des camions, des charrettes, des mulets, des chevaux, des pièces d'artillerie et de grands tas de provisions, attendant de traverser le fleuve vers la province de Shensi. Le flanc de la montagne, escarpé comme un mur, reflétait la lumière des feux. Le fleuve s'engouffre entre deux hautes falaises. Le courant rapide (12 milles à l'heure) charrie de grands morceaux de glace flottante qui se heurtent les uns contre les autres sur la surface sombre. L'ensemble du décor est sauvage et fantastique[20].

Ils traversent le fleuve le lendemain, tandis que les Chinois creusent des tranchées et aménagent des emplacements pour l'artillerie légère et les mitrailleuses. Tard dans l'après-midi, les Japonais parviennent à la rive est tandis que les fugitifs chinois traversent encore les eaux glacées. Ils ouvrent le feu sur deux jonques chargées de femmes et d'enfants qui se trouvent à mi-chemin; les Chinois peuvent entendre leurs cris et ouvrent rageusement le feu depuis la rive opposée... Cette nuit-là, Bethune et Ewen se réfugient dans une caverne. Le matin, avec la neige qui tombe, l'artillerie japonaise arrive et pilonne les Chinois pendant trois jours. Incapables de bouger à cause du bombardement, ils sont forcés d'attendre que les camions de la VIIIe Armée les conduisent à Sian. Dans la caverne, Bethune s'occupe des civils:

Me suis éveillé pour entendre un de nos Chinois chanter la *Marseillaise*. Beau jour clair et vent vif. Enfant avec des convulsions, — mère terrifiée, lavement au savon! Pendant les convulsions, la mère se précipite à l'extérieur et crie le nom de l'enfant. Cela pour ramener son âme qui a quitté temporairement le cœur (me rappelle le «bless you» écossais quand quelqu'un éternue)[21].

Au cours de leur isolement forcé, Bethune et Ewen passent leurs soirées autour d'un feu de camp, et Bethune raconte sa vie d'avant la Chine. Voici l'opinion qu'Ewen se fait de lui:

Nous avions parcouru ensemble une longue route tortueuse. Je sentais que je le connaissais bien, mais je devais avoir plusieurs surprises avant que nous nous quittions... C'est là que j'ai rencontré Frances, la femme du docteur, la lumière de sa vie... Comme il la trouvait merveilleuse!

Au fond de lui-même, il était très malheureux; il n'arrivait pas, dans sa vie personnelle, à procéder aux adaptations qu'on exige des adultes. Il ne s'acceptait pas lui-même, ni n'acceptait ses limites; son irascibilité, son arrogance, le rendaient inabordable...

Dans son travail auprès des malades et des blessés, je ne voyais qu'un homme désireux de servir l'humanité toute entière... De la compassion pour l'humanité souffrante, il en avait en abondance, et il pouvait tout faire pour aider un malade, comme j'ai vu bien peu de médecins le faire...

Il manquait de compréhension vis-à-vis autrui. Il sentait qu'il avait raison, ou plutôt que Marx avait raison... Il croyait fermement que seule la doctrine marxiste pouvait inspirer la compassion et le sens du devoir[22].

Les camions n'arrivant pas, ils partent à pied pour la ville de Han-ch'eng où ils arrivent le lendemain, 10 mars. Là, on leur assure que les camions venant de Sian sont attendus d'un moment à l'autre. On accueille favorablement leur offre de travail. Ils opèrent dans l'hôpital d'une base militaire et traitent un flot incessant de civils jusqu'au 19 mars, jour où les camions qui doivent les conduire à l'ancienne ville fortifiée de Sian arrivent enfin. Une fois dans la ville, le 22 mars, ils se rendent directement au quartier général de la VIIIe Armée. Selon les ententes du Front uni, les communistes pouvaient maintenir une équipe administrative à Sian. Jusqu'au moment où Chiang Kai-Chek a commencé à contrevenir à l'esprit et aux principes du Front uni, le quartier général de Sian constituait une partie vitale du dispositif de la VIIIe Armée, puisqu'il servait de centre national de recrutement. De toutes les parties de la Chine, des jeunes hommes et des jeunes femmes affluaient vers Sian. On leur apprenait alors la nature des privations qu'ils auraient à subir dans une guerre de guérillas. Ceux qui étaient prêts à les subir recevaient alors des sauf-conduits et poursuivaient leur route vers le nord jusqu'à la base centrale de toutes les forces communistes, à Yénan.

Après de vigoureuses poignées de mains et des sourires, les Chinois les félicitaient ironiquement de leur retour du pays dés morts. Apparemment, les journaux nord-américains avaient rapporté à Hankow qu'ils manquaient à l'appel et on les croyait morts à la suite de la prise de Lin Fen par les Japonais*. L'offre faite aux deux voyageurs de prendre un bain leur semble, dans leur état de fatigue, plus importante que la rumeur de leur mort. Un second délice les attend ensuite. Dans une vieille Buick sortie de l'entrepôt en leur honneur, on les conduit à la Maison des invités de Sian où ils sont invités à manger par deux médecins suisses. Un excellent repas à l'européenne leur est servi sur une nappe de toile avec un service en argent, et ils s'attardent, devant le café et le brandy, à bavarder avec leurs hôtes, le Dr Hermann Mooser et le Dr Heinrich von Jettmar, membre de l'équipe d'épidémiologie de la Société des Nations stationnée à Sian. À leur retour au quartier général de la VIIIe Armée, on les présente à Chu Teh, le commandant en chef. Jean Ewen évoque cette rencontre entre Chu et Bethune en ces termes:

> Chu avait une puissante poignée de main. Il était dans la cinquantaine avancée, la figure douce, ridée et ravagée par les in-

---

* Les journaux, tant canadiens qu'américains, rapportent la chose le 12 mars 1938. Quatre jours plus tard, le 16 mars, on rapporte leur arrivée à Sian. Bethune affirme qu'ils n'y sont arrivés que le 22 mars. Selon lui, ils sont restés à Han-ch'eng du 10 au 19 mars. Il est possible que des officiels de la VIIIe Armée à Han-ch'eng aient informé Hankow à la fois de leur arrivée et de leur départ pour Sian. Bethune tenant des comptes méthodiques et précis, il semble peu probable qu'il se trompe de six jours dans sa chronologie.

tempéries. Sa bouche généreuse s'élargissait d'un rire de bienvenue tandis qu'il embrassait le Dr Bethune. Ensemble, chacun a dit «Laissez-moi vous regarder», chacun dans sa propre langue, — le chinois et l'anglais. Ensuite Chu tournait sans cesse autour du Dr Bethune, tous deux riant de bon cœur, s'admirant l'un l'autre comme le font seulement ceux qui se sentent à la hauteur d'une situation donnée[23].

Au cours des quelques jours suivants, Bethune et Ewen rencontraient l'équipe de la Société des Nations pour s'occuper du transfert des remèdes et des fournitures que le Dr Mooser avait accepté de céder à Bethune[24]. C'était là un appoint tangible à leurs propres fournitures qui étaient entreposées à Hong-Kong depuis le mois de janvier. Leur inquiétude à ce sujet prend fin lorsque le Dr Richard Brown, missionnaire anglican canadien, parvient à Sian juste avant leur départ pour Yénan. Brown, chassé de sa mission à Honan par les Japonais, s'était rendu à Hankow pour y établir un centre de réfugiés. Il y entend parler de Bethune et d'Ewen, et l'évêque Rootes le persuade de se joindre à eux. Brown leur apprend que leurs fournitures médicales ont été prises à Hong-Kong par la VIIIe Armée et qu'elles sont en route vers Sian. Brown, chirurgien d'expérience qui parle couramment le chinois, accepte de se joindre à l'équipe, ce qui est d'une grande importance aux yeux de Bethune. Celui-ci est ravi. Le dernier jour de leur séjour à Sian, le Dr Chiang Chitsien, directeur des services médicaux de la VIIIe Armée, arrive pour les accompagner vers le nord.

Avant l'aube, le 28 mars, une flotte de camions entreprend le voyage vers Yénan, située à 200 milles au nord de Sian. Les cinquante premiers milles se font sur une route de terre bordée de champs fertiles. Graduellement, les terres arables disparaissent tandis qu'ils pénètrent dans les collines de lœss brun et sec, et ils peuvent distinguer nettement les nombreuses terrasses et cavernes naturelles formées par des années d'érosion. Le voyage dure trois jours. La nuit venue, ils pénètrent dans la ville poussiéreuse, nichée à l'ombre des collines avoisinantes, près de la rivière Yen. Haut perchée au-dessus de la ville, se trouve la pagode de Yénan, qui allait devenir le symbole de cet ilôt de résistance contre les envahisseurs japonais et, plus tard, contre le Kuomintang. Épuisées, les forces communistes commandées par Mao Tsé-toung et Chu Teh y ont établi leur quartier général au terme de la Longue Marche, en 1937. Une fois l'accord intervenu avec Chiang Kai-Chek au sujet du Front uni, en septembre 1937, Yénan est devenu le centre militaire, médical et administratif de la VIIIe Armée, partie intégrante de l'Armée nationale révolutionnaire.

Tandis que les camions s'arrêtent, un homme s'approche à bicyclette, et tend la main en signe de bienvenue. Il parle anglais. Connu par les Chinois sous le nom de Ma Hai-te, il s'appelle George Hatem; c'est un Américain arrivé à Yénan au cours de l'été 1936. Le Dr Ma les emmène tous les deux prendre un dîner aux nouilles dans un restaurant coopératif.

Vers minuit, un messager arrive à la Maison des Invités et leur annonce que Mao Tsé-toung souhaite les rencontrer. Bethune s'habille rapidement et ils suivent le messager. Dans la grotte du chef communiste, éclairée par une seule chandelle, ils aperçoivent un homme de haute stature, vêtu de l'uniforme de coton bleu d'un simple soldat. Assis près de la table, son secrétaire-interprète. « La silhouette haute et rigide s'approcha de nous et, d'une voix plutôt aiguë... nous accueillit par « Huan-ying, huan-ying' (bienvenue, bienvenue)... Il tendit les deux mains au Dr Bethune qui accepta l'accueil de la même façon[26]. » Au cours de la conversation qui dure jusqu'aux petites heures du matin, Bethune se fait une idée claire de l'organisation médico-militaire, idée qui complète ce que le Dr Chiang lui a appris plus tôt. Mao, cependant, est avide d'entendre Bethune raconter son expérience en Espagne, de façon à déterminer jusqu'à quel point il pourra refaire le même effort en Chine. Bethune explique que le Dr Mooser et le Dr Yang Yungmien, du corps de santé chinois de Sian, leur ont promis de l'argent et des fournitures pour établir à Yénan un hôpital complémentaire à l'hôpital de la région frontalière de la VIIIe Armée qui existe déjà. Mao s'oppose vivement à ce projet, soulignant que malgré les insuffisances de l'hôpital de Yénan, le besoin d'une assistance médicale supplémentaire se fait beaucoup plus sentir sur le front de Shansi. Ils décident finalement que Bethune se rendrait très utile en travaillant à l'hôpital de la région frontalière jusqu'à ce que l'on en arrive à un accord avec les communistes, l'équipe de la Société des Nations en poste à Yénan et le Corps de santé*.

De sa rencontre avec Mao, Bethune se réjouit pendant des jours, puis il commence à planifier son travail à l'hôpital de la région frontalière. Tous, à Yénan, sont conscients de la présence parmi eux d'un médecin étranger, le premier à y venir depuis l'invasion japonaise. Plusieurs jours après son arrivée, il assiste à des banquets donnés en son honneur et on l'invite à prendre la parole devant les étudiants de K'ang-ta, académie militaire et université de Yénan. Bethune parle de la guerre d'Espagne et tente de leur expliquer les différentes nuances de l'opinion publique canadienne et américaine devant l'agression du Japon, de l'Allemagne et de l'Italie.

Bethune et Ewen quittent la Maison des invités de Yénan et vivent désormais dans les grottes creusées dans les flancs des collines de lœss jusqu'à une profondeur de trente pieds. D'un côté de chaque grotte se trouve un *k'ang*, lit-poêle surélevé fair de brique ou d'argile et couvert de paille, sous lequel on peut faire un feu. Les grottes avec leurs plafonds arrondis sont relativement chaudes en hiver et fraîches en été. On transporte les effets de Bethune dans une de ces grottes et on lui assigne son *hsiao-kuei* (petit diable), combinaison de garde, de valet de

* Le Corps de santé, financé par le Kuomintang et responsable envers lui, était rattaché à l'équipe de la S.D.N. Quand Yénan fait appel à Hankow en vue d'obtenir de l'aide médicale, cette dernière pose certaines conditions. On exige que l'aide serve aussi aux civils de Yénan. Les communistes sentaient par contre que leurs priorités allaient dans le sens d'une aide médicale à leurs troupes de la région frontalière de Chin-Ch'a-Chi. Bethune, n'étant pas au courant des détails, ne fait qu'informer Mao du désir apparent de la S.D.N. et du Corps de santé de Sian de construire un deuxième hôpital à Yénan[29].

chambre et de messager. On choisit Ho Tzu-hsin, âgé de dix-sept ans, haut d'à peine plus de cinq pieds et pesant moins de cent livres. Quand Ho aperçoit Bethune pour la première fois, il a peur et se sauve, mais un interprète le ramène et le présente à Bethune. Ho se souvient de leur première rencontre: «... je suis entré dans la grotte. Il y avait deux grottes. Les effets de Bethune se trouvaient dans une grotte intérieure. Comment allais-je les disposer? Bethune me prit par la main et me montra où placer les différents objets et m'aida à porter le lit de camp en fer qui était beaucoup trop lourd pour moi. Ensuite, il m'a montré plusieurs fois comment faire son lit avant de partir». On attendait aussi d'un hsiao-kuei qu'il sache faire la cuisine, mais Ho n'avait que peu d'expérience dans ce domaine: «Chaque matin, je préparais son petit déjeuner et il m'a montré comment faire bouillir un œuf. Un jour où je lui ai fait plaisir en faisant bouillir l'œuf exactement comme il l'aimait, il m'a tendu un livre et je me suis mis près de lui. Nous avons été photographiés pendant qu'il mangeait l'œuf assis sur un banc et que je tenais le livre[28].»

Les autorités de Yénan ne parvenant toujours pas à s'entendre avec l'équipe de la Société des Nations et le Corps de santé chinois, Bethune commence à travailler à l'hôpital de la région frontalière. Les conditions le consternent. L'hôpital consiste en une cinquantaine de grottes taillées à flanc de colline. Les malades y dorment sans drap, entassés pêle-mêle dans leurs uniformes souillés et déchiquetés, sur la paille tressée sale qui recouvre les deux ou trois *k'ang* de chaque grotte. L'électricité n'est disponible que dans les salles d'opération, et les mesures d'hygiène sont presque inexistantes. Les grottes sont reliées par un sentier à l'extérieur et, pendant la saison des pluies, l'écoulement constant de l'eau le long du flanc des collines rend le passage d'une grotte à l'autre virtuellement impossible[29].

Après quelques jours passés dans ces conditions, Bethune proteste violemment. Il exige des changements que les autorités de l'hôpital sont incapables d'apporter. Coléreux et boudeur, il retourne à sa grotte et refuse de travailler tant que ses exigences ne seront pas satisfaites[30]. Même s'il a participé à deux guerres, il n'a jamais rien vu de ce genre. Il n'est pas du tout prêt à accepter les conditions primitives qui existent à Yénan, ni celles qu'il trouvera plus tard au front:

Il s'asseyait, discutait, argumentait et devenait terriblement impatient. Ensuite, il fallait qu'il se calme et nous recommencions de nouveau... Les réalités de la situation chinoise, de la situation politique, matérielle, médicale, étaient complètement différentes de toute conception qu'il en avait... Alors, pour nous qui nous trouvions sur les lieux, il pensait en termes... qui n'avaient pas leur place et, quand vous argumentiez avec lui, son impatience reprenait le dessus[31].

Finalement, le souci que Bethune se fait pour les malades et les blessés réprime son impatience et il retourne au travail.

Quand il devient clair à ses yeux qu'on n'en viendra à aucun accord au sujet de l'hôpital projeté, il y voit la chance de se rapprocher du front de Shansi où il sent qu'il pourra être d'une plus grande utilité et satisfaire son désir d'action[32]. À cause des conditions chinoises, il revient sur son idée première de répéter son expérience espagnole. L'absence d'électricité pour la réfrigération, l'état piteux des routes et la distance qui le sépare du front lui font réaliser la futilité d'un tel projet. Sa proposition de former une équipe médicale qui opérerait à proximité du front semble plus viable et, par conséquent, plus séduisante aux yeux des autorités de Yénan. Son expérience espagnole y serait applicable, et il soutient avec persuasion l'argument selon lequel il pourrait sauver de nombreuses vies humaines en se rendant aux blessés plutôt que d'attendre qu'ils fassent le long voyage jusqu'à Yénan pour recevoir des soins médicaux.

Finalement, Mao et le Dr Chiang acceptent d'envoyer dans la région frontalière de Chin-Ch'a-Chi une équipe formée de Bethune, Ewen et Brown. Le 1er mai 1938, le camion chargé de fournitures médicales et de nourriture se trouve devant l'hôpital. Les Canadiens se mettent de nouveau en route.

NOTES

1. Dr Fraad;
2. Philip J. Jaffe à l'auteur;
3. D'un manuscrit inédit, *You Can't Buy It Back*, de Jean Ewen, p. 95;
4. Dr Fraad;
5. Mme Evelyn Kirkpatrick à l'auteur;
6. *Ibidem*;
7. Dr Fraad;
8. Bethune à Frances, *S.S. Empress of Asia*, le 8 janvier 1938
9. Bethune à Marian Scott, *S.S. Empress of Asia*, le 8 janvier 1938
10. Jean Ewen à l'auteur;
11. Lettre de Bethune au quartier général de Yénan, Hu-chia Chuan, le 17 mai 1938;
12. Ewen, p. 103;
13. Jean Ewen;
14. James Bertram à l'auteur;
15. Les détails de leur voyage proviennent de deux sources. La première consiste en un rapport écrit par Bethune et publié par la Ligue canadienne pour la paix et la démocratie sous le titre *From Hankow and Sian*. Ce texte a aussi paru dans quelques journaux canadiens en 1938. La seconde consiste dans le manuscrit de Jean Ewen; (Les abréviations H-S et YCBB serviront désormais à identifier ces deux sources.)
16. Révérend McClure à l'auteur;
17. H-S, p. 1;
18. YCBB, p. 158;
19. H-S, p. 7;
20. *Loc. cit.*;
21. H-S, p. 8;
22. YCBB, pp. 154-5;
23. *Ibidem*, p. 158;
24. *Ibidem*, p. 166;
25. Dr Hatem, homme remarquable qui a beaucoup contribué à l'élimination presque totale des maladies vénériennes en Chine, a épousé une Chinoise et vit en Chine depuis 1936;
26. YCBB, p. 182;
27. Dr Erich Landauer à l'auteur;
28. Ho Tzu-hsin à l'auteur;
29. Dr Landauer;
30. Heinrich von Jettmar à l'auteur;
31. Dr Ma Hai-te à l'auteur;
32. Dr Landauer.

«j'ai trouvé un sens à ma vie»

BETHUNE se rend au camion qui doit conduire l'équipe vers le nord. Leur escorte de douze soldats en armes se trouve à l'arrière, près des dix caisses d'approvisionnements. Ne trouvant pas Ho parmi eux, il réagit vivement. «Où est Ho? lance-t-il aux officiers médusés. Il doit venir avec moi.» Quelque peu effrayés par cet étranger exigeant, ils se demandent que faire. Tandis qu'ils discutent, Bethune part lui-même à la recherche de Ho. Celui-ci se souvient de l'incident en ces termes: «Le Parti avait confié à quelques soldats robustes le soin de le protéger. Bethune dit au Parti qu'il n'en avait pas besoin. Il voulait plutôt que ce fût moi, son *hsiao-kuei*, qui l'accompagne. Il est venu à la grotte et, ayant ramassé mon havresac, m'a emmené jusqu'au camion. À compter de ce jour, je suis resté auprès de lui jusqu'à sa mort[1].»

Deux mois après leur départ de Han-k'eou, ils prennent la route, d'abord vers le nord, puis vers l'est jusqu'à Chin-kan K'u, le quartier général de la région frontalière de Chin-Ch'a-Chi. Un affluent étroit du fleuve Jaune court le long de la route qui les mène à travers les collines de lœss désolées. La pluie ayant rendu visqueuse la surface d'argile, ils doivent ralentir. Près de Sui-te, la route se transforme en fondrières et paralyse le camion. Après que le chauffeur se fût efforcé inutilement de le faire bouger, Bethune descend de la cabine et examine les roues arrière embourbées. Pendant qu'une pluie torrentielle transperce son coupe-vent jaune, il fait signe au chauffeur d'avancer. Puis, au grand étonnement des Chinois, il s'enfonce dans la boue jusqu'aux chevilles et commence à pousser. «C'était si peu dans la nature des étrangers de se salir», dira un des soldats incrédules[2]. Le lendemain, ils parviennent à Sui-te où ils passent la nuit. C'est là que Bethune rédige une lettre qui contredit l'impression qu'il a donnée à McClure: « Nous l'appelons l'Équipe médicale canado-américaine, mais c'est simplement pour en donner aux Américains pour leur argent — nous sommes tous trois des Canadiens ![3]» Au bout de la route, on rassemble des mulets et on place dans des boîtes de bois adaptées à leurs dos la précieuse cargaison médicale. Bethune et Brown passent la journée à traiter près de trente soldats blessés.

Bethune et Brown traitent des civils dans les villages isolés qu'ils traversent tout au long d'un sentier montagneux ardu que coupent huit rivières. La nuit, ils dorment dans des huttes de paysan, et Bethune place son lit de camp par dessus le *k'ang* d'argile. Les paysans lui fournissent la nourriture : du millet ou du riz, des légumes, un peu de viande, des œufs, le tout arrosé de gallons de thé. Bethune demande souvent à Ho de lui préparer son plat favori, des pommes de terre bouillies mêlées à des œufs et couvertes de sucre. Il a quitté Yénan avec ses vêtements civils : une cravate, un pantalon, des souliers jaunes et son coupe-vent. Dans un village où il trouve plusieurs uniformes de la VIIIe Armée, il demande la permission d'en porter un. Sautillant fièrement entre les deux miroirs que Ho a suspendu à des murs opposés, il resplendit : « Regarde-moi, j'ai presque cinquante ans, et je suis une fois de plus soldat[4]. »

Après plus de cinq journées de marche épuisante sur un terrain rocailleux et désert, ils parviennent au minuscule village de Hu-chia Chuan, sis à une vingtaine de milles à l'ouest du fleuve Jaune, où se trouve un hôpital de la VIIIe Armée que le Dr Chiang a demandé à Bethune d'inspecter. Sans prendre le temps de se reposer, ils font un examen complet des malades, du personnel et des installations. Bethune est choqué, furieux de ce qu'il voit. L'état pitoyable des blessés, le manque d'entraînement du personnel et la pénurie épouvantable d'approvisionnements et de remèdes dépassent son imagination. Il commence à saisir la portée de la situation chinoise mais, plutôt que de bouder comme il l'a fait à Yénan, il se met aussitôt au travail. En trois jours, les deux médecins canadiens mettent sur pied une salle d'opération et une salle post-opératoire. Utilisant leurs propres provisions de coton, ils fabriquent des draps, des serviettes, des carrés de gaze, des masques et des étuis à gants. Il y a, dans cet hôpital, 175 blessés, dont 35 grièvement:

Ils ont tous de vieilles blessures négligées à la cuisse ou à la jambe, — la plupart d'entre elles incurables à moins de procéder à l'amputation. Trois des 35 blessés gisent nus sur des *k'angs* couverts de paille avec seulement un couvre-pieds de coton. Les autres portent toujours leurs... uniformes d'hiver rembourrés de coton, sales et défraîchis. Ils sont tous, sans exception, anémiques, sous-alimentés et déshydratés... Ils se meurent de septicémie. Ce sont les malades que nous avons demandé d'opérer. Tous constituent de mauvais risques chirurgicaux[5].

Malgré les risques, Bethune et Brown opèrent durant cinq jours consécutifs les quinze blessés les plus graves. Un seul d'entre eux meurt.

Au cours des premiers jours qu'il passe à Hu-chuan Bethune s'occupe activement à planifier la réorganisation des installations médicales. Dans ce qu'il définit comme «...un bref rapport d'introduction au sujet des conditions médicales... accompagné de quelques recommandations soumises à votre considération», il présente une critique détaillée des conditions qui prévalent. L'hôpital souffre de quatre lacunes choquantes. Le manque d'hygiène vient au premier plan de celles-ci: «On laisse de la nourriture exposée aux mouches; les pansements sont jetés par terre après usage, plutôt que dans un contenant; on ne lave pas les malades; les infections en série constituent la règle plutôt que l'exception. Des asticots se trouvaient dans les plaies de deux de nos malades 5 jours après leur opération.» L'inaptitude évidente du personnel médical du front à soigner convenablement les blessés constitue le second problème. Les mauvais soins apportés à de nombreux blessés à Hu-chia Chuan réduisaient de façon notable leurs chances de rétablissement avant même qu'ils ne parviennent à l'hôpital de l'arrière. Le troisième problème tient à l'entraînement médical du personnel de l'hôpital. Dans le cas de plusieurs malades, Bethune ne tient pas à opérer et ce, simplement parce qu'aucune infirmière ne comprend les techniques des soins post-opératoires. Enfin, il ne fait pas seulement ressortir les déficiences des installations et de la pharmacopée, mais critique le choix des médicaments dont plusieurs sont inutiles. Ces faiblesses peuvent toutes être éliminées, croit-il, par l'adoption de trois recommandations fondamentales. La première porte sur l'entraînement du personnel médical. La seconde requiert la construction d'une route d'approvisionnement de Han-k'eou à Yénan et, de là, à Ho-chia Chung, de façon à acheminer les médicaments requis. La troisième demande la construction d'un hôpital qui soit plus rapproché du front[6].

Bethune n'a toujours pas complètement saisi les réalités de la situation. Il suggère que les infirmières et les médecins soient envoyés à Han-k'eou et dans d'autres villes non exposées au feu des Japonais pour y être entraînés dans les hôpitaux missionnaires ou par la Croix-Rouge chinoise. Dans l'état de guerre qui prévaut, l'organisation même de leur transport poserait déjà un grave problème. Il ne perçoit pas non plus la fragilité du Front uni. Des disputes ayant éclaté entre les communistes et le Kuomintang, Chiang Kai-shek refuse à la Croix-Rouge la permission d'envoyer des approvisionnements à Yénan. Même si on avait pu construire une route d'approvisionnement qui contournât les lignes japonaises, le manque de fonds aurait empêché les Chinois de subvenir aux «grandes quantités de fournitures médicales» réclamées par Bethune. De même, le manque d'argent empêche-t-il la construction d'hôpitaux spéciaux à proximité du front[7].

Bethune prend quelque temps à s'adapter à la réalité militaire et politique de la guerre. De cette adaptation dépend son utilité à la cause chinoise. Bien qu'incapable de saisir de prime abord la complexité des problèmes, il comprend cependant que ses projets ne pourront se muer aisément en actes. Il esquisse donc, dans son rapport, un plan d'action à court terme. Brown et lui entreprendraient, depuis Hu-chia Chuan, une tournée d'inspection sur le front. Là, ils seraient en mesure de se faire une idée de la situation globale du Service médical de la VIIIe Armée et de dispenser un enseignement de première main sur la façon de traiter les blessés. À la fin de la tournée, Brown devrait cependant repartir puisque sa permission prendrait bientôt fin. Bethune le pousse à tenter d'obtenir de sa mission anglicane une prolongation de sa permission et lui propose de former entre-temps une équipe d'opération mobile[8]. Il termine son rapport de Hu-chis chuan par une plainte qui reviendra sous sa plume dans ses lettres et dans ses rapports tout au long des dix-huit mois suivants. Il n'a reçu aucune nouvelle de ses bailleurs de fonds américains :

J'ai épuisé tous les moyens en mon pouvoir pour essayer d'obtenir un mot du Comité américain. J'abandonne, — après 5 mois... nous n'avons plus d'argent pour câbler... et même si nous en avions, nous avons été tellement déçus par le passé que je n'ai pas le cœur de demander à la VIIIe Armée de nous en donner pour essayer encore... J'ai expédié assez de matériel publicitaire et d'articles au Comité américain pour remplir un journal. Pour seule réponse, j'ai reçu une lettre du préposé au courrier de la Ligue américaine pour la paix et la démocratie me demandant si Yénen était ma bonne adresse. Mais de qui que ce soit d'autre, pas une ligne[9].

Un autre obstacle le force à laisser mort-nés dans ses notes ses projets soigneusement conçus. Parsons est reparti avec les premiers fonds, et le soutien financier qu'on lui a promis en Amérique n'arrivera jamais.

Ils passent seize jours à Hu-chia Chuan. Le 27 mai, l'équipe se dirige vers l'est, s'arrêtant pour soigner les malades et les blessés qu'elle rencontre en chemin. Ils parviennent à Chin-kang K'u, au cœur du Wu-t'ai dans la région du nord-est du Shansi, en vue de la Grande Muraille de Chine, à la frontière du Hopei, tard dans l'après-midi du 17 juin. Le commandant en chef de l'ensemble des forces communistes de la région, Nieh Jung-chen, âgé de trente-neuf ans, les y rencontre. Bethune est d'excellente humeur :

Il nous salue d'abord en portant curieusement son poing au bord de sa casquette. Nous lui demandons s'il s'agit là du salut canadien, mais il nous répond : « Non, c'est une combinaison des saluts espagnol et chinois : en Espagne, on lève le poing, et ici on touche de la paume le bord de sa casquette ; j'ai mêlé les deux. » Tout le monde riait[10].

Après un accueil chaleureux, Nieh recommande à Bethune d'aller se reposer avant le souper dans les quartiers qui lui sont assignés. L'humeur de Bethune se modifie brusquement. Parlant avec vivacité, il affirme qu'il est venu travailler et non pas se reposer et manger, et demande brusquement qu'on l'emmène aussitôt à l'hôpital. Quelques moments embarrassés s'ensuivent tandis que Nieh lui explique que les blessés se trouvent à une bonne journée de route de Chin-kang K'u. On persuade enfin Bethune de manger et d'y passer la nuit. Tôt le lendemain matin, l'équipe se met en route pour l'hôpital le plus proche. Elle y parvient à cinq heures de l'après-midi, et les Chinois lui demandent une fois de plus de se reposer et de se nourrir avant d'examiner les blessés. Comme la veille, Bethune est inflexible. Il ne revient de son inspection des installations et des malades qu'à 11 heures et s'asseoit finalement pour manger.

Dans les trois hôpitaux de la région de Wu-t'ai, les conditions sont à peu près semblables à ce qu'elles sont à Hu-chia Chuan, mais cette fois Bethune y est mieux préparé. Au cours de la première semaine, il examine les malades, rédige leurs antécédents médicaux et les répartit selon différentes catégories de traitement. Pendant les vingt-cinq jours qui suivent, Brown et lui pratiquent 110 opérations[11]. Quand ils n'opèrent pas, les deux médecins canadiens dispensent des cours quotidiens au personnel médical, organisent des «équipes de corvées», mettent au point un système de contrôle des mouches et trouvent même le temps de diriger l'aménagement d'une cour de récréation pour le délassement des blessés[12]. «Ça va bien, écrit-il à Ma. Un mélange de cris, de pleurs et de sourires a fait des merveilles ici[13].»

Brown part à la mi-juillet, tout en projetant de revenir vers la fin d'octobre. Bethune se retrouve seul et doit faire face à des responsabilités écrasantes*. «Nous som-

* Jean Ewen est retourné à Sian pour y prendre des approvisionnements destinés à l'Hôpital central de Yénan avant que Bethune et Brown ne partent pour Wu-t'ai. À son retour à Yénan, elle y travaille à l'hôpital en qualité d'infirmière en chef. Bethune lui écrit pour lui recommander, les conditions étant ce

mes complètement cernés par les Japs, au nord, à l'est, à l'ouest et au sud, écrit-il à un ami américain. Ils contrôlent toutes les villes situées le long des voies ferrées, mais nous conservons l'intérieur du pays. Je suis le seul médecin qualifié dans cette gigantesque région de 13,000,000 d'âmes et de 15,000 soldats en armes.» Il se montre enthousiaste et optimiste, plutôt qu'effaré par les circonstances. Dans la même lettre, il fait demander par son ami au Dr Fraad de venir en Chine en lui faisant remarquer que «Nous, — en fait tous les trois, — Brown, Fraad et moi-même, pourrions bien nous amuser ici[14].»

Dans les conditions où il est forcé de travailler, seul un idéaliste pourrait survivre. Les demeures des paysans servent de salles communes. Il n'y a pas de draps, pas d'électricité, aucune précaution d'hygiène, peu de médicaments et encore moins d'instruments. Bethune lui-même possède un plus grand nombre d'instruments que tout le service médical de la VIIIe Armée, et il a épuisé les provisions de médicaments qu'il a emportées en Chine[15]. Il établit son quartier général à Sung-yen K'ou et met en branle un projet auquel il a pensé dès le début de son séjour. Il se crée d'abord des conditions de travail dans les installations existantes. En plus de concevoir et de superviser la construction d'une salle d'opération, il conçoit et aide à construire un stérilisateur, des attelles pour les bras et les jambes, ainsi que des cabarets de pansements. On construit de même sous sa direction un incinérateur et des chevalets pour les civières, de même qu'on projette un stérilisateur contre les poux[16].

Avant son arrivée, on laissait au petit bonheur l'organisation du travail. Il établit une routine, à commencer par une conférence qui réunit, chaque dimanche après-midi, le personnel médical et infirmier, et durant laquelle il peut confier des responsabilités et discuter des problèmes qui se posent. Les devoirs du personnel infirmier sont définis, imprimés et affichés sur les murs. Avant chaque conférence, une tournée dans les salles permet

qu'elles sont, de ne pas les suivre. Plus tard, elle devait travailler à Lan Hsien, puis retourner au Canada avant Pearl Harbor sans avoir revu Bethune.

d'examiner les malades et de noter l'évolution de chacun dans un dossier. Les malades de Bethune se trouvant répartis dans différentes maisons paysannes, on donne à chacun un disque de métal où sont inscrits son nom et un numéro. Bethune conserve dans son bureau une liste maîtresse ainsi qu'une carte indiquant où se trouve chaque malade.

Tant à Yénan qu'à Hu-chia Chuan, il avait constaté le manque d'entraînement du personnel médical. La situation est identique à Wu-t'ai. Il n'y a ni médecin ni infirmière diplômés, et très peu d'entre eux ont suivi un entraînement réglementaire. La plupart d'entre eux étant intelligents, dévoués et avides d'apprendre, Bethune décide de leur enseigner lui-même. Tous les deux jours, de cinq à six heures de l'après-midi, il dispense des cours avec l'aide de Tung Yüeh-ch'ien, son interprète. À partir des données fondamentales de la médecine, il leur enseigne les rudiments de l'anatomie et de la physiologie. Toujours conscient des objectifs pratiques de ses leçons, il leur montre comment traiter des blessures simples. En juillet, il commence la rédaction d'un manuel de médecine en complément à ses cours. Tout cela, comme il le souligne dans son rapport du 20 juillet, se fait en moins d'un mois et s'intègre à sa « Campagne de Cinq Semaines » qui vise à l'établissement du « meilleur hôpital de la VIIIe Armée. »

Les premiers résultats plaisent autant à Bethune qu'au personnel et aux malades. L'état d'esprit de Bethune coïncide avec celui de la VIIIe Armée sur un point vital. Mal équipés, mal habillés et sous-alimentés, les Chinois sont unis dans leur volonté farouche de chasser les envahisseurs japonais. Bien entraînés à leur lutte contre le Japon par dix années de guerre contre l'armée de Chiang Kai-shek, les communistes sont, tout autant que Bethune, pragmatiques dans leur attitude. Ne tenant compte ni de la tradition ni de la coutume, cette fraîcheur d'esprit les rend réceptifs au génie d'improvisation de Bethune.

La ressemblance n'échappe pas à Bethune. Pour la première fois de sa vie, il sent qu'il travaille avec le peuple, qui lui est uni par un effort commun. Il fascine les Chinois en montrant le même souci du bien-être des paysans que des soldats de la VIIIe Armée. Visitant un village dont plusieurs habitants souffrent d'une maladie de la peau, il ordonne la construction de grandes cuves en bois qui puissent contenir de l'eau fraîche. Ses assistants et lui-même y baignent les malades et les enduisent d'un onguent de sa fabrication. En moins de trois semaines, la plupart d'entre eux sont soulagés d'un mal qui les tourmentait depuis des années[17]. Apercevant, dans un autre village, une jeune fille affligée d'un bec de lièvre, il arrête et explique à la mère de l'enfant qu'il pourrait mettre un terme à l'embarras de sa fille. Trouvant une habitation paysanne convenable, il l'opère aussitôt[18]. Les rapports ne sont pas toujours aussi détendus. L'impatience, ce vieux démon de Bethune, le domine fréquemment devant des Chinois perplexes. Les infirmières et les infirmiers demandent à Brown: «Qu'est-ce qui ne va pas chez le Dr Bethune aujourd'hui? Il est si maussade. Il lance ses instruments[19].»

Jusqu'à l'arrivée de Bethune, peu de Chinois avaient assisté à une transfusion sanguine, et ils répugnaient même à ce qu'on établisse leur groupe sanguin. Chaque fois, Bethune leur démontre l'absence de douleur du processus, en prélevant le sang d'un de ses assistants ou le sien propre. Mais un jour où il a un besoin urgent de sang, il ordonne à certains de ses assistants d'entraver un donneur rétif pendant qu'il lui prélève la quantité de sang nécessaire:

Aussitôt après avoir trouvé le bon antigène, il n'a rien expliqué du tout au pauvre diable. «Il fera l'affaire, a-t-il dit. Emmenez-le». Alors, ils s'en sont saisi et l'ont forcé à se coucher. Il a commencé à se débattre un peu, mais deux ou trois d'entre eux l'ont maintenu. Bethune a planté une extrémité de son appareil dans une de ses veines et l'autre dans la veine du receveur, puis il a complété la transfusion. Elle était un peu forcée, mais complète. Je dois dire que la façon dont il a été traité n'a pas aidé les autres à se porter volontaires[20].

Bethune réduit ses demandes d'approvisionnements de manière à ce que les Chinois puissent les satisfaire.

Quand on lui avoue que la menace constante des troupes japonaises ne permet pas de garantir la livraison régulière des approvisionnements, Bethune explose. Le général Nieh s'en souvient:

> Quand le Dr Bethune est arrivé dans la région, lui et moi ne nous sommes d'abord pas compris. Il ne faisait que critiquer ceci et cela. Il avait l'impression que notre façon de travailler était démodée. Nous avions de notre côté l'impression qu'il ne se rendait pas compte des difficultés auxquelles nous nous heurtions. Un fossé nous séparait[21].

L'un de ces fossés tenait à la volonté de Bethune d'ouvrir une école de médecine. Au cours de la Campagne des Cinq Semaines, il fait part à Nieh de son projet d'ériger à Sung-yen K'ou un «hôpital modèle», qui s'ajouterait à l'hôpital de base déjà existant, et qui puisse servir de centre d'entraînement aux médecins et aux infirmières de la région de Wu-t'ai. Nieh et le commandement de l'armée réagissent d'abord négativement. Bethune voudrait que l'hôpital soit permanent, et ils craignent qu'il ne soit vulnérable aux attaques japonaises. Bethune insiste en soulignant le besoin désespérant d'un personnel entraîné. Plutôt que l'offenser, les Chinois acceptent enfin[22].

Au village, dans un bosquet de saules et de pins, sur une colline rocailleuse qui surplombe la route, se trouve un temple bouddhiste abandonné. Sous la direction de Bethune, trois cents familles paysannes du village y transportent de la pierre et des planches et y érigent un hôpital de trente-six lits. Les charpentiers fabriquent des lits de bois; les paysannes, des matelas de paille, des draps et des couvertures. Bethune lui-même participe aux travaux, qui durent près de deux mois. Pendant la construction, Bethune dresse le programme de l'école d'entraînement médical. Un télégramme qu'il expédie au Conseil militaire de Yénan, le 11 août, prévient celui-ci de l'ouverture de l'école qui doit avoir lieu une semaine plus tard. Pour maintenir l'école en état de fonctionnement, il demande une somme mensuelle de $10,000 ainsi qu'un montant additionnel de $5,000 dont il a immédiatement besoin pour l'achat de médicaments. Il annonce par la même occasion la publication prochaine d'un protocole de traitement des blessures. Entre-temps, il travaille à un manuel plus détaillé, contenant plus de 200 illustrations, dont on pourra se servir comme texte de base à l'école d'entraînement. Ce manuel, il croit pouvoir le compléter en trois semaines.

Deux jours plus tard, il modifie ses projets. Soulignant qu'il devrait passer une partie de son temps au front à améliorer le traitement des blessés, il résiste vigoureusement au général Nieh qui le pousse à assumer la direction de l'école. «Le meilleur moyen..., dit-il à Nieh, c'est encore de se rendre auprès de ces médecins et, dans les conditions présentes, de leur enseigner sur place[23].» Il estime maintenant à deux mois, plutôt qu'aux trois semaines prévues deux jours plus tôt, le temps qu'il lui faudra pour rédiger son manuel. Pendant ce temps, il continuera à enseigner au personnel en utilisant l'hôpital modèle de Sung-yen K'ou. À la mi-octobre, quand le livre sera prêt à être publié, il se partagera entre la tournée d'inspection qu'il projette et son enseignement au front.

Les arguments de Bethune convainquent Nieh. Même s'il est vrai que Bethune s'emporte parfois et qu'il n'a pas encore tout à fait compris le caractère d'une guerre de guerillas, Nieh sait que toutes ses idées tendent à soulager les blessés. De plus, il est assez difficile de critiquer un occidental qui se nourrit de la même façon que les soldats chinois et qui se fâche en apprenant qu'on lui a assigné une meilleure demeure qu'à eux[24]. Nieh reconnaît qu'il s'agit là d'un étranger assez particulier. Quand il transmet à Bethune la nouvelle que le Conseil militaire de Yénan lui accorde une hausse de salaire mensuelle de $100, Bethune télégraphie ce qui suit au Conseil militaire:

> Je refuse d'accepter les $100 mensuels qu'on m'offre... Je n'ai aucun besoin d'argent personnel, puisqu'on me fournit la nourriture, les vêtements, etc. Si cet argent m'a été personnellement envoyé d'Amérique ou du Canada, établissez un fonds spécial de tabac qui fournisse du tabac et des cigarettes aux blessés. Le peu d'argent dont je pourrais avoir besoin, je le demanderai de temps en temps ici au quartier général[25].

Même s'il avait pu trouver le moyen de dépenser cet argent, il n'aurait pas eu de temps à consacrer à ses anciens plaisirs. Il peine plusieurs heures chaque jour sur son manuel. Quand il n'est pas occupé à écrire, à opérer ou à enseigner, il travaille avec les charpentiers ou les maçons à la construction du temple-hôpital de Sung-yen K'ou. Il résume ses impressions le 21 août 1938 dans son journal:

J'ai opéré toute la journée et je suis fatigué. Dix cas, 5 d'entre eux très graves... C'est vrai que je suis fatigué, mais je ne pense pas avoir été si heureux depuis longtemps. Je suis satisfait. Je fais ce que je veux faire... Pourquoi ne serais-je pas heureux? Voyons en quoi consiste ma richesse. Je fais d'abord un travail important qui occupe pleinement chaque minute de ma journée, de 5 h 30 du matin à 9 heures du soir. On a besoin de moi. Plus encore, — pour satisfaire ma vanité de bourgeois... j'ai un cuisinier, un serviteur personnel, ma propre demeure, un bon cheval japonais et une selle. Je n'ai pas d'argent et n'en ai pas besoin — tout m'est fourni. On prévient tous mes souhaits, tous mes désirs. On me traite comme un camarade loyal, avec toute la gentillesse, toute la courtoisie imaginables. J'ai l'inestimable fortune de me trouver parmi, et de travailler avec, des camarades pour qui le communisme est un mode de vie et non pas une façon de parler ou de penser. Leur communisme est simple et profond, aussi spontané que la détente du genou, inconscient comme le mouvement de leurs poumons, automatique comme le battement de leur cœur. On trouve ici ces camarades reconnus pour faire partie de la haute hiérarchie du Communisme, — les Bolchéviques. Calmes et fermes, prudents et patients, d'un optimisme inébranlable, aimables et cruels, doux-amers, désintéressés et déterminés, implacables dans leur haine, universels dans leur amour[26].

On inaugure l'hôpital-modèle en grande pompe le 15 septembre 1938, mais Bethune n'y passe que peu de temps. Au moment où les Japonais passent à l'offensive dans la province de Hopei, il réunit en hâte une équipe mobile et se précipite au front. Chevauchant d'un bout à l'autre de la région de l'ouest de Hopei durant tout le mois d'octobre, il enseigne et il opère. Au cours de son voyage, il apprend la destruction complète de l'hôpital-modèle, moins de trois semaines après son inauguration, par les troupes japonaises qui ont attaqué Sung-yen K'ou peu après son départ. Pour Bethune, il s'agit d'un coup dur, mais qui donne raison au Conseil militaire qui craignait cette possibilité. Coûteuse, la leçon lui aide à comprendre la nature de la guerre, et il en revient à son premier projet qui consiste à constituer des équipes mobiles.

La campagne japonaise de septembre avait déjà forcé Bethune à former une équipe mobile comprenant, outre lui-même, deux médecins chinois, Tung, son interprète qu'il a entraîné à l'anesthésie, une infirmière de salle d'opération, un cuisinier, deux infirmiers et deux *hsiao-kuei*. Leur équipement comporte une table d'opération pliante conçue par Bethune, des instruments chirurgicaux, vingt-cinq attelles de bois et dix attelles de fer pour les bras, et les jambes, de la gaze stérilisée et des médicaments. Trois mulets transportent le tout. Comme le combat se poursuit et que tombe le première neige de l'hiver, l'équipe de Bethune demeure dans l'ouest du Hopei et se déplace d'une bataille à l'autre. Il ne trouve guère le temps de se reposer. Le 20 novembre, il parvient à un hôpital de base et, après avoir examiné les blessés, opère jusqu'à minuit. Après seulement quatre heures de sommeil, il mène son équipe par des routes de montagne dans une neige si épaisse que tous doivent descendre de leurs montures et marcher à leurs côtés. Ils mangent et dorment dans les villages de paysans qu'ils croisent en chemin. Dans l'un de ces villages, il tombe sur deux soldats aux prises avec la gangrène pour avoir subi des tourniquets durant trois jours. Si des auxiliaires médicaux s'étaient trouvés au combat, cela eut pu être évité. Bethune réprimande vertement Wang Chen, le commandant de l'armée, et obtient de lui la promesse qu'il l'avertira à l'avance de la prochaine action projetée, de façon à ce que son équipe puisse se placer directement derrière les troupes et leur procurer ainsi un secours immédiat[27].

Bethune termine sa tournée d'inspection et regagne son nouveau quartier général de Yang-chia Chuang. Tard en novembre, Wang Chen l'avertit qu'on projette une attaque contre les Japonais et lui demande de se rendre à

Hei-ssu, village de montagne proche du front. Bethune y arrive et monte une salle d'opération dans un petit temple entouré de cyprès. Seuls un drap en guise de toit et un feu près de la table d'opération les protègent contre la température glaciale. Ils sont à huit milles du régiment le plus proche, et à quinze du plus éloigné. Grâce à une équipe de brancardiers bien organisée, les blessés commencent à arriver et, pendant les quarante heures qui suivent, Bethune et ses deux assistants, les Drs Yu et Wang opèrent 71 soldats. Le soir du 30 novembre, deux médecins relèvent Bethune, Yu et Wang, pour leur permettre de se reposer. Après quelques heures seulement de sommeil, ils reviennent et continuent à opérer jusqu'à dix heures le lendemain matin. Deux jours plus tard, Bethune se trouve à plus de trente-cinq milles à examiner des blessés dans un hôpital de base où ils ont été transportés depuis le champ de bataille.

L'examen des blessés, l'organisation de son équipe et sa performance à Hei-ssu le comblent d'enthousiasme. Parce qu'il a pu établir son équipe avant la bataille, le premier blessé n'y parvient que sept heures après avoir été atteint. Le plus long délai est de quarante heures, et la moyenne, de vingt-quatre. Par le passé, la plupart des blessés n'avaient reçu aucun traitement pendant des jours. De même est-il ravi du taux minime d'infection. Même s'ils ont été transportés sur une distance de trente-cinq milles, vingt-deux blessés échappent complètement à l'infection. Le résultat le plus important est qu'un tiers des soldats peuvent retourner au combat en moins d'un mois. Dans un contexte de guerillas, il s'agit d'un exploit exceptionnel.

Après plusieurs mois d'efforts, Bethune avait enfin commencé à mettre au point un système portatif efficace adapté à l'armée de Mao. Il l'explique clairement dans son rapport mensuel au général Nieh :

Nous avons démontré à notre propre satisfaction et, je l'espère, à la satisfaction des commandants de l'Armée, la valeur de cette méthode de traitement des blessures. On peut s'attendre à ce qu'elle révolutionne nos conceptions actuelles des devoirs du Service sanitaire. L'époque où les médecins attendaient que les malades viennent à eux est bel et bien révolue. Les médecins doivent se rendre aux blessés, et le plus tôt sera le mieux[28].

L'expérience de Hei-ssu convainc Bethune que des milliers de vies humaines pourraient être sauvées grâce à des équipes opératoires mobiles qui constitueraient la base du Service sanitaire. Les équipes pourraient être à leurs postes dans les hôpitaux de base d'où elles suivraient leurs régiments dans leurs déplacements; par souci d'efficacité, chaque régiment bénéficierait de sa propre équipe mobile. Pour mener à bien ce projet, Bethune doit établir une autre école d'entraînement et terminer son manuel. Il retourne à Yang-chia Chuang le 7 décembre pour travailler à ces deux projets.

Bien qu'il ne se trouve en Chine que depuis moins d'un an, il est déjà légendaire. Tous les soldats de la région frontalière de Chin-Ch'a-Chi connaissent le nom de Pai-ch-iu'en*. L'histoire de son désintéressement et de son extrême dévouement envers les malades et les blessés s'est propagée parmi les troupes. On raconte qu'il a donné ses vêtements aux blessés à Hu-chia Chuan, et comment il a parcouru un jour 17 milles pour secourir un soldat blessé au front avant de retourner tout de go à son hôpital de base[29].

On le nomme conseiller médical de la région frontalière de Chin-Ch'a-Chi à l'automne de 1938[30]. Il dirige en fait l'ensemble des services de santé des communistes chinois, travaillant jour et nuit, se précipitant vers le champ de bataille, opérant, revenant esquisser ses projets pour les équipes mobiles, se réservant des moments pour écrire quelques pages de son manuel de médecine ou une lettre à destination du Canada. Il se réveille parfois d'un sommeil profond, quitte son lit de camp et se met à dactylographier. Lang Lin, son nouvel interprète, éveillé par le bruit, lui demande pourquoi il ne peut attendre au matin. «J'ai une idée dans la tête en ce moment, lui répond Be-

---

* On a prétendu que la transposition du nom de Bethune en caractères chinois signifie «Le blanc cherche grâce» ou «L'envoyé blanc». On peut, en fait, interpréter ainsi les caractères chinois, mais il s'agit là d'une pure coïncidence.

thune. Demain matin, elle n'y sera plus[31].» Les membres de son équipe médicale le supplient en vain de ralentir son activité et expriment les craintes que leur inspire sa santé à un commandant de la VIIIe Armée. Quand l'officier suggère poliment et officiellement à Bethune de se reposer, celui-ci lui répond qu'il n'a à rendre de comptes qu'au général Nieh. Celui-ci, bientôt informé, parle à Bethune. Bethune ayant repoussé son avis, Nieh lui ordonne de prendre six heures de repos dans une chambre. Bethune s'étend en bougonnant sur un k'ang puis soudain se relève, arrache la cigarette que tient Nieh entre ses lèvres et la lance sur le plancher sale. «Quand il s'agit de questions médicales, crie-t-il en regardant Nieh d'un air furieux, je n'accepterai aucun ordre, pas même de vous». Puis il quitte les quartiers du général. Quelques minutes plus tard, il se trouve dans la salle d'opération[32].

Ses responsabilités pèsent lourdement sur lui. Il croit représenter les éléments progressistes du Canada, peut-être même de l'Amérique du Nord toute entière, et que son travail en Chine en viendra à symboliser l'esprit internationaliste du communisme. Voici ce qu'il dit dans un discours prononcé le jour de l'inauguration de l'hôpital-modèle:

> Les yeux de millions de Canadiens, d'Américains et d'Anglais épris de liberté regardent vers l'Est et se posent avec admiration sur la Chine et sur la glorieuse lutte contre l'impérialisme japonais. Cet hôpital a été équipé par vos camarades étrangers. J'ai l'honneur d'avoir été envoyé pour les représenter. Ne trouvez pas étrange que des gens comme vous-mêmes vous aident d'une distance de trente mille lis, depuis l'autre côté du globe? Vous comme nous, êtes des internationalistes; nous ne reconnaissons ni race, ni couleur, ni langue, ni frontières nationales qui puissent nous séparer ou nous diviser.

Ces paroles exercent une profonde influence sur les Chinois isolés qui défendent leurs vies et leurs pays contre un puissant envahisseur. Sa présence les pousse à croire que d'autres personnes, toutes aussi concernées, voleront bientôt à leur secours. Bethune se sent beaucoup plus attiré par les Chinois qu'il ne l'avait jamais été par les Espagnols. «J'avais l'habitude d'y penser comme à «votre» hôpital, leur fait-il remarquer dans le même discours; maintenant, j'y pense comme à «notre» hôpital. Parce que nous l'avons créé ensemble[33].»

L'esprit de camaraderie qu'il partage avec les Chinois l'aide dans son travail, mais Bethune ne peut toujours pas parler la langue, n'a pas d'amis et la Chine n'est pas sa patrie. Il ressent la solitude de son exil. Seuls quelques amis lui écrivent d'Amérique, et leurs lettres prennent des mois à lui parvenir:

À l'exception du Japan Advertiser du 15 avril, laissé par les Japonais dans un village du Shansi, je n'ai pas vu un journal de langue anglaise depuis plus de six mois. Je n'ai pas de radio. Mon isolement est total. Je me sentirais certainement insatisfait si mon travail ne m'accaparait pas 18 heures par jour.

Pourrais-tu me rendre service? Un seul service! Envoie-moi chaque mois trois livres, des journaux et des magazines. Je ne te demanderai pas de m'écrire. J'aimerais savoir quelques petites choses — «Roosevelt est-il toujours président des États-Unis? Qui est le premier ministre de Grande-Bretagne? Le parti communiste a-t-il pris le pouvoir en France?» D'autres réponses seraient aussi les bienvenues — «Que fait le Conseil d'aide à la Chine pour la Chine, pour la VIIIe Armée? Combien d'argent a-t-il envoyé? Envoie-t-il d'autres médecins, d'autres techniciens? Est-ce que je vais avoir de l'aide? Est-ce que je vais recevoir les approvisionnements médicaux que je réclame depuis 5 mois?» Il me reste exactement 27 tubes de fil et ½ lb d'acide phénique. J'ai un couteau et 6 forceps artériels, — j'ai distribué tout le reste. Il ne me reste plus que 2½ lb de chloroforme. Quand il ne m'en restera plus, nous opérerons sans anesthésique. Pour l'amour de Marx, dépêchez-vous!

... Tout ce qui précède pourrait porter à croire que je me plains amèrement de mon sort. Au contraire. Ma vie est épatante.

Avec mes salutations, Camarade, Norman[34].

Quelques semaines plus tard, dans une lettre nostalgique à des amis canadiens, il dépeint les conditions dans lesquelles il vit:

Ma vie est assez rude et parfois même difficile. Elle me rappelle mes jeunes années dans les terres incultes du Nord. Le village ressemble à tous les autres villages chinois, avec ses groupes (ses familles) de complexes d'habitation d'un étage, fabriqués de pierre et de boue. De cette façon, trois ou quatre maisons se font face l'une l'autre et forment un complexe. Les cochons, les chiens et les ânes, etc., vivent à l'intérieur de ce complexe. Tout est sale — les gens, leurs maisons, etc. J'ai ma propre maison. Un four de briques en longe l'unique pièce où se trouvent aussi mon lit de camp et ma table. Je me suis fabriqué un four d'étain où je fais brûler du charbon et du bois. Les fenêtres (une) sont tapissées de papier blanc. Le plancher est fait de boue tassée, de même que les murs... Dois-je avouer que le Jour de l'An j'ai eu une attaque de nostalgie? Des réminiscences de New York, de Montréal et de Toronto! Si je n'étais pas si occupé, je pourrais trouver des motifs pour prendre des vacances.

Avec mon meilleur souvenir à vous tous...[35]

Mais il est beaucoup trop occupé pour se plaindre longtemps. En décembre, il s'attaque au problème de l'établissement d'un service médical mobile. Il projette de dispenser un cours intensif de trois semaines, à Yang-chia-Chuang, à un délégué du Service sanitaire de chacune des sous-régions frontalières de Chin-Ch'a-Chi. Il leur enseignera les devoirs d'un médecin, d'une infirmière et d'une assistante-infirmière au combat. Ces délégués choisis retourneront alors dans leurs sous-régions partager leurs connaissances avec les autres membres du personnel du Service sanitaire. Trente délégués des sous-régions arrivent le 3 janvier 1939 à l'école spéciale de pratique chirurgicale. Il ne s'agit pas tout à fait, il s'en faut, du genre d'entraînement qu'il s'était attendu à faire subir au temps de l'hôpital modèle, mais il n'était pas possible de faire mieux dans les circonstances[36].

Peu après son arrivée dans la région de Wu-t'ai, il avait eu l'intention de visiter et d'inspecter tous les hôpitaux de base de la région frontalière. L'offensive de septembre des Japonais et son travail à l'école d'entraînement le forcent à remettre son projet à plus tard. En février, il peut enfin terminer sa tournée d'inspection et mettre à l'épreuve une équipe plus nombreuse sur le champ de bataille. Pendant les quatre mois suivant, son équipe se déplace constamment pour inspecter, dispenser de brèves périodes d'entraînement, opérer sous le feu ennemi. Où qu'il aille, Bethune s'en tient à sa routine. S'il visite un hôpital pour la première fois, il fait une tournée d'inspection exhaustive, interroge le directeur avec un luxe de détails, puis convoque une conférence de l'ensemble du personnel afin de discuter des méthodes de fonctionnement. Autant Bethune que les membres du personnel laissent libre cours à leurs critiques. Après une discussion libre, on s'entend sur les modifications qui deviendront partie intégrante de la routine du personnel. Dans son journal, il trace le portrait du personnel d'un hôpital typique:

Les médecins qui dirigent cet hôpital ont de 19 à 22 ans et aucun d'entre eux n'a subi d'entraînement dans un hôpital moderne; les infirmières sont de jeunes personnes de 14 à 19 ans. Ils sont notre plus grande ressource, ils étudient avec ferveur, s'efforcent de s'améliorer, et sont prêts à se soumettre à la critique. Il m'arrive de n'être pas fier d'eux en ce qui concerne leurs connaissances médicales, mais quand je vois leur pureté, l'effort sincère qu'ils font pour apprendre, l'amour qu'ils portent à leurs camarades et leur empressement désintéressé, je trouve toujours moyen de supprimer mon insatisfaction...[37].

Les dix-huit membres de l'équipe dont fait partie le Dr Yu Sheng-hua, chef adjoint du Service sanitaire de Chin-Ch'a-Chi, traversent la voie ferrée Pékin-Han k'eou tenue par les Japonais et se dirigent vers Ho-chien Hsien, hôpital de l'arrière du centre du Hopei. Bethune chevauche un étalon blanc, cadeau du général Nieh, qui a été enlevé aux Japonais. Le terrain étant plat, ils doivent voyager de nuit, vêtus en paysans, pour éviter d'être découverts. À un moment donné, une troupe de cavalerie japonaise qui galope derrière faillit les attaquer. Tandis que les Japonais gagnent du terrain, ils croisent par hasard un régiment de la VIIIe Armée qui met leurs poursuivants en déroute et leur permet ainsi de gagner Ho-chien Hsien. Pendant son inspection de l'hôpital de l'arrière, il s'aperçoit que les infirmières de service dans les salles portent des masques; ils leur ordonne de les ôter aussitôt. An Chih-lan, infirmière en chef, ainsi que plusieurs autres infirmières se fâchent et se plaignent d'un tel ordre. Bethune écoute attentivement les explications qu'elles lui fournissent pour porter des masques: les salles sont petites, l'air est souvent fétide et certains des blessés sont contaminés. «Les blessés arrivent du front où ils étaient prêts à faire le sacrifice de leur vie, réplique Bethune quand elles se taisent. Pourquoi les traitez-vous comme s'ils étaient sales?... La contagion n'est pas notre pire ennemi.» Et les infirmières d'enlever leurs masques[38].

Les médecins et les infirmières s'étonnent de le voir préparer et nettoyer lui-même ses instruments et la salle d'opération avant et après l'opération plutôt que de laisser cette tâche aux infirmières. Le dévouement sincère dont il fait preuve envers ses malades, particulièrement au prix de sa propre santé, fascine les Chinois. Souvent, il emporte sa soupe dans les salles et demande, dans un chinois hésitant: «Camarade, comment te sens-tu après l'opération?» Quand le soldat ouvre la bouche, Bethune lui donne une cuillerée de soupe. Apprenant bientôt qu'il utilise ses propres rations pour ce faire, ils décident de refuser de lui toute nourriture. De retour la nuit suivante, toujours avec de la soupe, Bethune est accueilli par des cris de protestation. Perdu sans son interprète, il tente en vain de convaincre un malade de prendre de la soupe. Le bruit attire plusieurs médecins et infirmières. La clameur se calmant, un médecin explique à Bethune que, selon les blessés, celui-ci a autant qu'eux besoin de nourriture[40].

Un jour, Bethune apprête un malade à subir une opération. Il décide qu'une transfusion sanguine est nécessaire et, comme il n'y a pas de sang disponible, il se prépare à donner son propre sang. Ne tenant pas compte des protestations des infirmières et de son assistant, il s'étend sur la porte qui sert de civière et leur ordonne de pratiquer la transfusion, après quoi il se relève et opère. Le fait qu'un médecin étranger ait donné son sang pour un Chinois se répand rapidement. Bethune tire avantage de leur émerveillement en proposant qu'on relève le type sanguin de chaque habitant du village et qu'on l'inscrive sur une liste maîtresse. Afin d'éviter tout risque d'erreur, on inscrit aussi le groupe sanguin sur une pièce de tissu cousue aux vêtements de chaque donneur[42].

Bethune offre et donne souvent son propre sang à des malades malgré les vigoureuses tentatives de ses assistants de l'en dissuader. Un jour, tandis qu'un assistant retient son attention en disant qu'on devrait trouver un autre donneur, une infirmière et un médecin déplacent en silence un malade légèrement blessé et pratiquent la transfusion[43]. Bethune s'en amuse mais rend la pareille aux Chinois. Il opère souvent pendant l'heure du dîner. Bethune demande au *hsiao-kuei* qui lui apporte son repas de revenir quinze minutes plus tard. Le garçon revient à l'heure prescrite, mais Bethune travaille toujours. Le même jeu se poursuit tous les quarts d'heures durant deux heures. Tandis que les infirmières rient ouvertement de l'expression exaspérée du *hsiao-kuei*, Bethune accepte enfin de prendre son repas et on lui pardonne son espièglerie[44]. Jamais auparavant a-t-il montré quelque sens de l'humour, mais la confiance qui s'est établie entre lui et les Chinois lui permet de faire le pitre pour la première fois de sa vie. Il prend grand plaisir à demander aux malades s'ils iront mieux. Empressés à reconnaître son habileté, ils répondent «how», ce qui signifie «oui» en Chinois *, et ne manquent ainsi jamais de faire rire Bethune[45].

Depuis Ho-chien Hsien, ils poursuivent leur tournée d'inspection à Ch'i Hui où commence, le 26 avril, un violent accrochage avec les Japonais. Bethune installe sa salle d'opération dans un temple situé à deux milles du front et s'apprête à recevoir les blessés. La bataille est féroce: les Japonais réussissent presque à encercler un bataillon chinois avant que n'arrivent des renforts qui les repoussent. Nombreux, les blessés commencent à arriver peu après les premiers coups de feu. À un moment donné, l'artillerie légère des Japonais bombarde les environnements immédiats de l'hôpital. Un projectile heurte le temple et démolit en partie un mur qui se trouve à trente pieds de la salle d'opération. Après plusieurs heures de travail intense, un assistant supplie Bethune de se reposer. Celui-ci se plonge la tête dans un baquet d'eau froide

* Jeu de mots intraduisible: «how» signifie «comment» en anglais. (N.D.T.).

durant quelques secondes et poursuit son travail. Les médecins et les infirmières insistent tous pour qu'il se repose, ce qu'il fait enfin, mais par intervalles de pas plus de dix minutes. Quand les Japonais sont enfin refoulés, l'équipe a opéré durant soixante-neuf heures d'affilée un total de 115 blessés[46]. Longtemps avant que Bethune ne remette son rapport officiel au général Nieh, l'histoire de son endurance à Ch'i Hui s'est répandue dans les plaines du Hopei et à travers les montagnes du Shansi. Les soldats adoptent des slogans tels que: « Nous combattons au front. Si nous sommes blessés, Pai-ch'iu-en nous traitera. À l'attaque[47].»

Il s'agit sans contredit du plus grand exploit que Bethune ait accompli sous le feu. Au Hopei, le combat est sauvage et, quand l'équipe mobile participe à l'action, elle ne se trouve jamais à plus de trois milles du front. Mais ce rythme commence à affecter Bethune. Suivre péniblement les sentiers neigeux en montagne, courir à dos de cheval vers les batailles, tout en ne mangeant que du millet, des œufs et des pommes de terre et en ne dormant jamais plus de six heures par nuit, ont fait de lui un homme émacié. Il a quarante-neuf ans et semble en avoir soixante-cinq. En quatre mois, il a pratiqué 315 opérations, mis sur pied treize salles d'opération ou postes de premiers soins, dispensé deux cours d'entraînement et organisé deux nouvelles équipes médicales mobiles. Dans son rapport du 1er juiller, Bethune affirme son désir de former sept autres équipes mobiles avant la fin de l'année et de les élargir plus tard pour en former le noyau d'hôpitaux divisionnaires de campagne[48].

Où qu'il aille, Bethune rappelle constamment à ses étudiants qu'un médecin doit posséder les talents de quatre artisans, ceux du forgeron, du charpentier, du tailleur et du coiffeur. Cela impressionne les Chinois qui l'ont vu travailler avec des forgerons à fabriquer des attelles de fer ainsi qu'avec des charpentiers à mettre au point sa table d'opération pliante. Il fabrique aussi ses propres sacoches et montre aux chinois comment raser un malade avant une opération[49]. Pendant les combats du Hopei, il trouve le temps de mettre au point un moyen de transport que pourraient utiliser les équipes mobiles à cheval. Plusieurs médicaments transportés dans des sacoches de cuir ont été détruits par le pénible voyage dans les montagnes; Bethune conçoit alors une boîte en bois pour transporter les médicaments et l'équipement chirurgical. Contenant assez d'approvisionnements pour 100 opérations, 500 pansements et 500 ordonnances, on peut fixer le dispositif sur le dos d'un mulet et le rendre opérationnel en trente minutes. Bethune l'appelle un *lü-kou ch'iao* (un pont Marco Polo)[50].

Il a résolu le problème du transport, mais ne peut rien faire pour les approvisionnements. À un moment donné, il doit même pratiquer à froid quinze opérations:

L'approvisionnement en médicaments est plutôt à la baisse dans presque tous les secteurs du centre du Hopei. Nous avons de la difficulté à obtenir des approvisionnements de Tientsin. Les missionnaires sont étroitement surveillés. En chemin, les Japonais ont examiné un lot de médicaments et, quand on leur a affirmé qu'ils étaient destinés à un hôpital missionnaire, ils ont pris en note toutes les bouteilles et tous les paquets et ont vérifié plus tard à l'hôpital. La mission a rapporté que les médicaments ont été «volés» par des partisans... pour expliquer qu'ils ne leur soient pas parvenus[51].

Les Japonais avertissent tous les missionnaires chrétiens de ne pas fournir d'aide aux forces communistes. Quand ils reviennent au quartier général de leur tournée d'inspection, les Japonais les attaquent à Sung-chia Chuang. Le manque de provisions agace Bethune à tel point qu'il décide de se rendre à Pékin sous un quelconque déguisement pour y acheter des médicaments. Kathleen Hall, infirmière qui dirige la mission anglicane de Sung-chia Chuang, doit l'accompagner. Ses assistants croient d'abord qu'il s'agit d'une plaisanterie quand il leur fait part de son projet. Mais quand il commence à faire ses bagages, ils sont horrifiés et tentent de lui expliquer que les Japonais l'exécuteront s'ils l'arrêtent. Le jour prévu pour son départ, il reçoit un télégramme du général Nieh qui lui ordonne de se présenter à lui aussitôt. Nieh lui fait clairement comprendre qu'on ne lui permettra sous aucun prétexte de risquer le voyage à Pékin, peu importe à quel point les approvisionnements manquent. Tous les arguments de Bethune se heurtent à un mur, et Kathleen Hall devait plus tard confier au Dr Ma qu'il est revenu «comme un garçon honteux», avouant que Nieh ne lui permettait pas de faire le voyage. Elle accepte heureusement de faire elle-même plusieurs voyages dangereux à Pékin avant que les Japonais ne découvrent ses activités et ne rasent sa mission. L'aide qu'elle apporte au Service sanitaire revêt une importance primordiale. En plusieurs voyages, elle rapporte pour $15,000 de médicaments à Bethune, assez, selon lui, pour approvisionner la région frontalière de Ch'a-Chi durant l'hiver 1939-1940*[52].

L'équipe poursuit son retour au bercail et s'arrête à Shen-pei, où Bethune rédige son rapport du mois de juillet dans lequel il écrit que «...l'éducation des médecins et des infirmières de cette région constitue la tâche principale de n'importe quelle équipe étrangère». À la mi-juillet, il avait complété son plan d'une école médicale où il prévoit une classe initiale de 100 élèves. Pour les infirmières, le cours durerait six mois; pour les médecins, dix-huit mois; pour les chirurgiens, deux ans. Il propose aussi la création d'un hôpital modèle où les étudiants pourraient s'entraîner. Pour cela, il demande un montant de $2,000 ainsi que $3,000 par mois pour couvrir les frais généraux. Durant les dernières semaines de juillet, il continue de planifier l'école médicale et termine les 150 pages et les 50 illustrations de son troisième livre, *L'Organisation et la technique des équipes d'opération mobiles divisionnaires*[53].

À Shen-pei, Bethune réfléchit sur le travail qu'il a accompli durant l'année écoulée. Aussi exceptionnelle que soit sa contribution personnelle, il s'aperçoit qu'il n'arrivera pas à travailler à la fois comme chirurgien au front, comme inventeur, comme auteur de textes médicaux et

---

*Mlle Hall a poursuivi son travail humanitaire jusqu'à sa mort, survenue à la fin des années 60. Elle devait passer les dernières années de sa vie chez les Maoris. Reconnaissant l'aide qu'elle a apportée à leur cause, les Chinois l'ont invitée à entreprendre une tournée en Chine en 1966.

comme professeur. Là où il serait le plus utile serait dans le développement de l'école d'entraînement médical qu'il projette. On a désespérément besoin d'équipes étrangères en Chine et on juge de leur valeur aux techniques qu'elles inculqueront aux Chinois. Ses promoteurs américains ne lui fournissant pas les fonds nécessaires, il en est profondément déçu*:

Le Conseil d'aide à la Chine semble être plutôt négligeant envers son représentant en Chine. En 20 mois, j'ai reçu 3 lettres. La dernière, je l'ai reçue le 14 janvier 1939 — il y a plus de 7 mois. Cette lettre a été postée à New York le 20 septembre 1938. Le résultat c'est que j'ignore ce qui se passe en Amérique, ce qui se passe à propos de l'argent, des approvisionnements, etc. C'est à cause de cette ignorance que je suis obligé de revenir. Pourquoi ne m'ont-ils pas donné de nouvelles? Peut-être était-ce trop demander que de m'attendre à ce que certains des membres du Conseil m'écrivent, mais pourquoi le secrétaire ne l'a-t-il pas fait officiellement? Je crois que ce n'est pas déraisonnable[54].

En août 1939, il décide de rentrer au Canada pour y amasser des fonds grâce à une tournée de conférences:

---

*On n'a pu retrouver de dossiers ni du Conseil d'aide à la Chine, ni de la Ligue américaine pour la paix et la démocratie et savoir si des contributions ont effectivement été envoyées pour aider Bethune. Le fondateur du Conseil d'aide à la Chine a écrit à l'auteur que: «On a confié à Wm. Dodd Jr de la Ligue américaine contre la guerre et le fascisme (sic! Le nom en a été changé en «pour la Paix et la Démocratie» en 1937. — N.D.L.A.) le soin d'apporter de l'aide et des conseils, mais Bill négligeait ses devoirs et à Yénan, le Dr Bethune était parfaitement justifié de se plaindre.» Wm. Dodd Jr est maintenant décédé. On a émis l'hypothèse selon laquelle le Kuomintang interceptait le courrier destiné à Yénan. En fait, le Front uni a poursuivi ses activités en 1939 et Bethune fait mention d'une lettre du Conseil d'aide à la Chine au cours de cette année. Le Conseil et la Ligue ont certainement reçu du courrier provenant de Bethune qui leur a envoyé de nombreuses lettres et de nombreux télégrammes. Des Nord-Américains ont de même reçu des lettres de Bethune en 1939. L'affirmation de Jaffe semble donc fondée. On a laissé tomber Bethune.

Je quitterai ce pays pour retourner en Amérique vers la première semaine de novembre si je peux mettre mon travail à jour... Je dois entreprendre une tournée d'inspection rapide de tous les hôpitaux (20 maintenant) avant de partir... Je projette de passer 3 ou 4 mois en Amérique et de revenir l'été prochain. Je dois être assuré de $1,000 en or pour cette seule région. Je ne les reçois pas. Je ne sais pas qui reçoit l'argent provenant d'Amérique. Je ne reçois aucune information... d'Amérique, je m'y rends donc pour me rendre compte par moi-même[55].

Il est fatigué. Aussi tente-t-il, en août, de minimiser le déclin de son état physique: « Ma santé est assez bonne — mes dents ont besoin de soins, je n'entends absolument plus d'une oreille depuis 3 mois, mes verres ont besoin d'être corrigés, mais à part ces quelques petites choses et du fait que je sois assez maigre, je me porte bien[56]. » En septembre, un abcès qu'il montre à Lang Lin se développe sur un pouce. Bethune refuse sèchement quand Lang insiste pour appeler un des médecins assistants. Tendant la main vers ses instruments, il saisit un scalpel et le présente à son interprète appréhensif en lui disant: « C'est facile. Un, deux, trois. » Lang hésite, mais perce l'abcès quand Bethune le lui ordonne fermement des yeux. Bethune en réchappe mais l'expérience est pour lui un avertissement.

Durant ces quelques mois, Bethune est également solitaire. Il écrit à John Barnwell, son vieil ami:

La vie passe vite. Ce qui me manque terriblement, c'est un camarade avec qui je pourrais bavarder. Tu sais combien j'aime bavarder. Les privations habituelles ne me dérangent pas — la chaleur et le froid rigoureux, la saleté, les poux, la nourriture monotone et familière, les marches dans les montagnes, ni poêles, ni lits, ni bains. Je m'aperçois que je puis m'arranger et opérer aussi bien dans un temple bouddhiste sale, où une statue de 20 pieds du Dieu doré au visage impassible me fixe par dessus l'épaule, que dans une salle d'opérations moderne, dotée d'eau courante, de beaux murs verts luisants, de lampes électriques et mille autres accessoires. Pour panser les blessés, nous devons grimper sur les fours d'argile, — les *k'angs*. Ils n'ont ni matelas, ni draps, Ils gisent dans leurs vieux uniformes souillés, n'ayant pour oreillers que leurs havresacs, sous une couverture de coton rembourrée. Ils sont sublimes. Ils n'ont certainement rien à leur épreuve. Nous avons eu des crues énormes durant l'été. Il a fait épouvantablement chaud et humide. Deux mois de pluie tombant comme une douche ouverte à pleine capacité.

Je projette de retourner au Canada... Je veux obtenir $1,000 (en or) garantis pour mon travail ici. Je ne les obtiens pas. Ils ont besoin de moi ici. C'est ma région. Je dois revenir.

Je rêve de café, de rôti de bœuf saignant, de tarte aux pommes et de crème glacée. Mirages de nourritures célestes. De livres — écrit-on toujours des livres? Joue-t-on encore de la musique? Danses-tu, bois-tu de la bière, vas-tu au cinéma? Comment se sent-on dans un bon lit avec des draps blancs? Les femmes aiment-elles toujours être aimées[58]?

Bethune s'administre à lui-même l'antidote le plus efficace contre la solitude, — le travail. Il prépare son équipe mobile à entreprendre une dernière tournée d'inspection des vingt hôpitaux de base, et surveille les derniers préparatifs de l'ouverture de l'école médicale et de l'hôpital modèle de Niu-yen K'ou. Un an et trois jours après l'inauguration de l'hôpital de Sung-yen K'ou, il assiste aux cérémonies d'ouverture le 18 septembre 1939.

À la mi-octobre, Bethune coupe court à sa tournée d'inspection et retourne au front, menant son équipe par des pistes glacées jusqu'au pied des monts Mo-t'ien où le commandant du régiment a aménagé une salle d'opération dans une habitation paysanne. Il y déballe ses instruments et ses approvisionnements contenus dans le *lü-kou ch'iao* et attend les blessés. Le 28 octobre, l'équipe opère depuis plusieurs heures quand on amène à Bethune un soldat dont la jambe est fracturée. Pendant l'opération, sa main glisse et le ciseau dont il se sert le coupe au majeur de la main gauche. Ce genre d'accident arrive fréquemment. Après une pause, le temps de permettre à une infirmière de panser sa blessure, il poursuit son opération. Plusieurs jours plus tard, il opère un soldat dont la blessure à la tête n'a pas reçu de soins durant des jours. Bethune enfonce ses doigts dans la blessure. Il porte rarement des gants, même quand ils sont disponibles, expliquant à ses assistants que ceux-ci réduisent la sensibilité des doigts nécessaire dans plusieurs cas[60].

Trois jours plus tard, il commence à se sentir fatigué et faible. Il a l'habitude de la fatigue du combat, de l'épuisement au travail et de la lassitude des déplacements, mais ce qu'il ressent ne ressemble à rien. Le 5 novembre, son doigt est enflé et il fait de la fièvre. Le lendemain, un abcès se développe à l'aisselle. Il entend des coups de feu au loin et il ordonne à un assistant de préparer son cheval. Écartant plusieurs infirmières qui le supplient de ne pas partir, il quitte sa hutte en compagnie d'un assistant qui proteste furieusement et chevauche jusqu'au front dans la neige. Cinq jours plus tard, il écrit à Lang Lin:

Sur la rive nord du Tang Ho, près de Hua Ta, Hopei de l'ouest le 11 novembre 1939.

Hier, je suis revenu du front. Venir jusqu'ici n'a pas fait grand bien. Je n'ai pu ni me lever, ni opérer. J'ai quitté l'hôpital des troupes du Hopei central à Shih Chia Chuang (je pense) le 7. Pan et moi nous sommes dirigés vers le nord. J'avais alors un doigt infecté... Atteint Tu Ping Ti tard la nuit... Traversons vers l'ouest et rejoignons le Service sanitaire du IIIe Régiment le 8, à environ 10 lis à l'est de Yin Fang. Toute la journée, j'ai eu des frissons incontrôlables et de la fièvre. Temp. autour de 39.6°C, mauvais. Donné des instructions pour qu'on m'avertisse de tous cas abdominaux, de fémurs fracturés ou de cas crâniens... Le jour suivant (le 9), encore des vomissements toute la journée, forte fièvre. Le jour suivant (le 10), le commandant du régiment (le 3e Régiment) ordonne que je sois évacué à l'arrière, inutile au travail. Vomissant tout la journée sur la civière. Forte fièvre, plus de 40°C. Je pense avoir soit une septicémie de fièvre gangréneuse, soit la fièvre typhoïde. Je ne peux pas dormir, l'esprit est très clair. Phénacitine et aspirine, poudre blanche, antypirine, caféine, toutes inutiles.

Le Dr Ch'en est arrivé ici aujourd'hui. Si mon estomac va mieux, je retournerai demain à l'hôpital de Hua Pai. Route très dure par un col de montagne.

Aujourd'hui, je respire librement. Douleurs au-dessus du cœur — eau 120-130*. Je m'attends à vous voir demain.

Norman Bethune[61]

---

*Il est impossible d'expliquer ceci clairement. Les chiffres 120-130 se réfèrent possiblement à son pouls.

Bethune a contracté la septicémie du soldat blessé à la tête qui souffrait de dermatocellulite, infection aux streptocoques très dangereuse.

Des membres de l'équipe le transportent au village de Huang-shih K'ou dans l'espoir qu'on puisse pratiquer une dernière opération désespérée. Bethune refuse. Il sait qu'il va mourir. Il dort bien durant les premières heures du 12 novembre, se réveillant pour demander des nouvelles de son équipe mobile et pour donner des ordres aux médecins et aux infirmières qui le veillent sans pouvoir l'aider et pleurent en attendant la fin[62]. Peu après 5 heures du matin, il tousse et remue les lèvres dans un vain effort pour parler. Sa respiration faiblit. À 5 h 20, il n'était plus.

Il est mort comme il a vécu, solitaire et au combat.

NOTES

1. Ho Tzu-hsin.
2. Hsüeh Teng à l'auteur.
3. Bethune, Sui-te, le 3 mai 1938. Copie au papier carbone de l'une des «Lettres au Canada»; cette lettre se trouve dans le dossier de recherche de l'O.N.F., sans nom de destinataire.
4. Ho Tzu-hsin.
5. Lettre de Bethune au Quartier général de Yénan, le 17 mai 1938.
6. *Ibidem.*
7. Bethune propose un budget mensuel d'opération de $1,250.
8. Lettre de Bethune au Dr Robert S.K. Kim, Monts Wu-t'ai, le 19 juillet 1938.
9. Bethune à Yénan.
10. Tung Yüeh-ch'ien, *À travers les montagnes vertes*, p. 1. Tung était l'interprète de Bethune. *À travers les montagnes vertes* est l'un des dix essais écrits à propos de Bethune par des Chinois qui l'ont connu. Ces essais sont publiés en un volume, *Le grand soldat internationaliste Bethune* (Pékin, Éditions de la Jeunesse chinoise, 1965).
11. Bethune à Lim.
12. Lettre de Bethune à Ma, Sung-yen K'ou, le 19 juillet 1938.
13. *Ibidem.*
14. Bethune à Elsie Siff, Monts Wu-t'ai, le 19 juillet 1938.
15. Lettre de Bethune au Quartier général de Yénan, Hu-chia Chuan, le 22 mai 1938.
16. Bethune, *Analyse du travail de l'équipe médicale mobile canado-américaine, du 1er mai 1938 au 20 juillet 1938*. Des copies en ont

été envoyées au général Nieh, à Mao Tsé-toung et à la Ligue américaine pour la paix et la démocratie.

17. An Chih-lan, infirmière en chef à Ho-chien Hsien, à l'auteur.
18. Ho Tzu-hsin.
19. Dr Brown, scénario de post-production de l'O.N.F.
20. *Ibidem.*
21. Nieh Jung-chen, extrait d'un « Rapport au Quartier général de la VIIIe Armée », le 13 octobre 1944.
22. Dr Chang Yeh-shang, l'un des assistants de Bethune, à l'auteur.
23. Lettre de Bethune au général Nieh, Sung-yen K'ou, le 13 août 1938.
24. Chou Kuang-t'ien, infirmière à Sung-yen K'ou, à l'auteur.
25. Bethune au Conseil militaire de Yénan, le 11 août 1938.
26. Dossier de recherche de l'O.N.F.
27. Bethune, *Rapport du mois de novembre de l'équipe médicale mobile au général Nieh*, Yang-chia Chuang, le 7 décembre 1938.
28. *Ibidem.*
29. Hsüeh Teng.
30. On n'a pu trouver de document précisant la date de la nomination. Aussi tard qu'en novembre, ses lettres sont signées « Norman Bethune, Chirurgien, Équipe médicale mobile canado-américaine » ou « Norman Bethune, M.D. ». Dans ses lettres, le titre « Conseiller médical » apparaît pour la première fois dans une « lettre au Canada » datée du 10 janvier 1939. Il est probable que la nomination ait eu lieu au début de l'automne 1938.
31. Lang Lin à l'auteur.
32. George Mooney, Journal, le 2 avril 1946. Le général Nieh a été l'hôte de Mooney en Chine quand celui-ci travaillait pour les Nations Unies.
33. Bethune, *Discours à l'inauguration de l'hôpital modèle de Sung-yen K'ou*, le 15 septembre 1938.
34. Bethune à Ma, Yang-chia Chuang, le 8 décembre 1938.
35. Bethune, « Lettre au Canada », Yang-chia Chuang, le 10 janvier 1939.
36. Dr Yeh Chiang-shan, qui a travaillé avec Bethune, à l'auteur.
37. Bethune, Journal, le 1er mars 1939. Celui-ci est un des quatre extraits de son journal publiés dans la biographie chinoise de Bethune, *Le cheminement de Bethune*, par Wei Ai (Hong Kong, les Éditions Wen-chiao, 1970).
38. An Chih-lan.
39. *Ibidem.*
40. Ho Tzu-hsin.
41. Dr Yeh Ching-shan.
42. An Chih-lan.
43. Feng Ch'ing-chung, assistant médical de Bethune, à l'auteur.
44. An Chih-lan.
45. Dr Chang Yeh-shang.
46. Bethune, « Rapport aux comités de New York, Hong Kong et Londres », Shen-pei, le 1er juillet 1939.

47. Dr Yeh-shang.
48. Le rapport de juillet.
49. Dr Ch'en Chi-yüan, assistant médical de Bethune, à l'auteur.
50. Le rapport de juillet.
51. *Ibidem.*
52. *Bethune,* «Rapport mensuel de l'équipe opératoire mobile canado-américaine», le 1er août 1939.
53. Pour autant qu'on le sache, ces livres sont introuvables, et les Chinois aimeraient beaucoup les retracer.
54. Bethune à Louis Davidson, sur la frontière nord-ouest du Hopei, le 15 août 1939.
55. Bethune au Quartier général de la Région militaire de Chin-Ch'a-Chi, le 16 août 1939.
56. Bethune à Davidson.
57. Lang Lin.
58. Bethune à Barnwell, le 15 août 1939. Cette lettre est identique à celle qu'il a envoyée à Davidson, sauf en ce qui concerne le Conseil d'aide à la Chine.
59. Dr Chang Yeh-shang.
60. Dr Yeh Ching-shan.
61. *Ibidem.*
62. An Chih-lan.

la légende

PENDANT quatre jours, on le transporte par les sentiers montagneux glacés jusqu'à un petit village où son corps est déposé dans une tombe provisoire jusqu'en janvier, alors qu'on le déplace jusqu'à Chu-ch'eng. Près du cercueil, on place quelques-uns de ses instruments et des ses effets personnels. Des couronnes l'entourent, parvenues de plusieurs milles à la ronde, et les drapeaux chinois et américain sont unis derrière et au-dessus de sa tête, ce dernier, parce qu'on ne trouve pas celui de l'Union Jack. Dix mille personnes défilent en silence près du corps frêle et décharné, ce 5 janvier 1940, en pleurant et en serrant leurs poings. On l'enterre au flanc d'une colline. Près de la tombe, on érige une cabane de paille tressée où l'on suspend les couronnes et les inscriptions funéraires. Sur un mur, on place sa photographie et, au centre, un piédestal, un cercle de chandelles allumées qui représentent la plénitude et la lumière de sa vie. Le soir, on joue une pièce qui illustre les services qu'il a rendus au peuple chinois.

Les villageois de Chu-ch'eng commencent à bâtir son tombeau le lendemain. Traversant la nuit les lignes japonaises, ils vont extraire le marbre d'une carrière située à trente milles de distance, parce qu'ils manquent de ciment et qu'aucun d'entre eux n'est maçon. Leur travail terminé, une cérémonie a lieu le 1er mai 1940. Une statue de Bethune se dresse devant un globe terrestre représentant son esprit internationaliste. On peut lire, sur chacune des quatre faces de la base du monument, une inscription se rapportant à Bethune, suivie du nom de son auteur. À l'est: « L'esprit internationaliste du camarade Norman Bethune mérite d'être appris et respecté par l'ensemble du peuple chinois » — le Comité central du Parti communiste chinois; au sud: « Le savant et le révolutionnaire des masses» — Nieh Jung-chen; à l'ouest: «L'éternel éclat» — Tung Yüeh-chien; au nord: «Le combattant le plus valeureux sur le front de l'émancipation de l'humanité» — Lu Tseng-tsao. Plusieurs mois plus tard, tandis que les Japonais avancent dans la région, des paysans déplacent le corps et la statue pour les cacher dans les collines avoisinantes jusqu'au départ des Japonais. Au cours de leur bref séjour, les troupes ennemies se servent du globe terrestre comme cible pour leurs mitrailleuses avant de le faire sauter à la dynamite. Les Chinois reconstruiront l'ensemble du mémorial.

En 1952, on transporte ses restes à Shih-chia Chuang. Bethune y repose au Mausolée des Martyrs de la région militaire de la Chine du Nord. C'est là qu'on honore la mémoire de 25,000 Chinois tombés en combattant les Japonais et le Kuomintang. Le tombeau et la statue de Bethune y occupent la place d'honneur, et un immense pavillon en cours de construction rappellera sa mémoire. De l'autre côté de la rue, face au parc, se trouve l'Hôpital Norman Bethune de la Paix internationale avec ses 800 lits. Au moment où on consacrait la tombe, le 1er mai 1940, l'école médicale et l'hôpital créés par Bethune à Niu-yen K'ou étaient devenus l'Hôpital Norman Bethune de la région frontalière de Chin-Ch'a-Chi. En 1952, on déménageait l'hôpital à Shih-chia Chuang. Chang Yehshang, son vice-directeur actuel, a été l'un des élèves de Bethune au premier hôpital. Sur les lieux, un musée rappelle la vie de Bethune sous forme de dessins et de photographies. Au centre, une vitrine contient sa machine à écrire, plusieurs instruments et quelques effets personnels. Parmi ceux-ci, on relève les antécédents médicaux de certains malades de Bethune, du temps qu'il exerçait à l'Hôpital Royal Victoria. Chaque année, des centaines de milliers de personnes venues de tous les coins du monde visitent le parc et témoignent de leur respect.

Il n'est pas difficile de comprendre la vénération dont Bethune fait l'objet. Son arrivée à Yénan, en mars 1938, à un moment où non seulement les forces de Mao mais l'ensemble de la Chine étaient menacés, donnait du poids à la promesse de Mao selon laquelle le Communisme international soutiendrait les Chinois. Bethune symbolisait l'aide à venir, mais il représentait plus qu'un symbole. Il était cet organisateur exigeant dont le désir opiniâtre de réaliser des choses concrètes, irritait, encourageait et inspirait à la fois les Chinois. Au cours des dix-neuf mois qu'il a passés parmi eux, Bethune leur a enseigné des techniques et leur a donné de l'espoir. Il réalisait presque des miracles en transformant de jeunes paysans et travailleurs en médecins. Il s'est valu l'admiration des Chinois en acceptant leurs coutumes, en couchant dans leurs maisons et en souffrant autant qu'eux de privations. Aussi magnifiques qu'aient été ses réalisations sur le champ de bataille, elles portent en elles moins de signification que son sacrifice personnel exemplaire et que son enseignement. À la fin, il travaillait presque d'égal à égal avec eux, et devait se gagner leur allégeance de façon durable. Pour les Chinois, son incapacité à accepter, dès le départ, les inévitables limites que le temps et l'espace imposaient à ses projets de grande envergure était son unique défaut:

Le problème de son impatience provenait d'un sentiment d'incertitude. Il ne savait pas s'il s'engageait ou non dans la bonne voie et il cherchait toujours... Il s'engageait lui-même et, quand il s'engageait, il y allait à fond de train... Ce n'est que plus tard, au cours de son expérience en Chine... qu'il a acquis confiance en soi et qu'il a perdu son impatience. À la fin, tout le monde commençait à remarquer sa façon de traiter les malades, de discuter de projets et de travailler à ses plans. Graduellement, un certain calme spirituel était descendu sur lui.

Ils l'ont compris dès le départ. Si le cœur est bon, rien d'autre ne compte. Et son but a toujours été très clair. Il voulait faire quelque chose pour les malades, les blessés, les souffrants, les mourants. Et il l'a prouvé maintes et maintes fois... Abstraction faite de son tempérament, un homme qui fait tout cela... s'engage politiquement chaque fois et de façon permanente... Il peut alors passer à autre chose, en toute connaissance de cause[1].

Le général Nieh, qui connaissait bien le tempérament de Bethune, affirme pour sa part: «Oui, il était impatient et peut-être a-t-il offensé quelques personnes. Mais pendant notre lutte, peut-être cela a-t-il eu une certaine valeur. La Chine était alors rétrograde... Il montrait quelque impatience envers ceux qui étaient lents et inefficaces[2].»

Mao Tsé-toung n'apprit la mort de Bethune que le 21 décembre 1939, alors qu'il écrivit son célèbre texte *À la mémoire de Norman Bethune*. Après la victoire des communistes sur les Kuomintang en 1949, la Chine entière a commencé à apprendre l'existence de Bethune grâce à l'essai de Mao. L'étude de sa vie est devenue partie intégrante du programme des études primaires. Des statuettes et des affiches le dépeignent comme un héros. On a émis des timbres à son effigie. Mais Bethune devait atteindre une renommée plus grande encore au cours de la Révolution culturelle de la seconde moitié des années 60, *À la mémoire de Norman Bethune* devenant l'un des «trois articles les plus lus», qu'on pressait chaque Chinois d'étudier et que des millions ont appris par cœur[3]. S'efforçant de raviver l'esprit révolutionnaire chez les Chinois, les dirigeants communistes ont choisi Bethune comme symbole de désintéressement, de dévouement et de sens des responsabilités, traits de caractère qu'on voulait inculquer à la conscience collective chinoise.

Aujourd'hui, Bethune se retrouve dans une position unique en République populaire de Chine, position rare pour un étranger dans une civilisation traditionnellement xénophobe. Pour plus de 800 millions de Chinois, seul le nom de Mao Tsé-toung est plus familier que celui de Paich'iu-en.

Le nom de Bethune est demeuré à peu près inconnu au Canada durant le quart de siècle qui a suivi sa mort. Les Canadiens ont d'abord appris sa mort par le bref télégramme que Chu Teh a adressé au Conseil d'aide à la Chine le 26 novembre 1939: «Une malheureuse blessure au cours d'une opération, et la septicémie qui en est résultée, ont causé la mort du Dr Norman Bethune à Wu-t'ai Shan, Chine. La VIIIe Armée pleure ce médecin héroïque, et offre ses condoléances les plus profondes à sa famille et à ses amis[4].» La plupart des grands journaux canadiens et américains publièrent alors de brefs articles rappelant les étapes de sa carrière. Ceux qui décidèrent de commenter sa vie étonnante se concentrèrent pour la plupart sur ses liens avec le communisme. Peu de ses concitoyens ont remarqué sa mort, si ce n'est par les éloges de la presse communiste et de brèves notices nécrologiques dans les revues médicales.

Certains furent vexés de cela. Une poignée d'amis, de collègues et de militants de gauche se souvenaient de lui, et quelques-uns tentèrent d'attacher à son nom une gloire posthume. En décembre 1942, le *Canadian Tribune*, journal communiste de Toronto, devait couronner une campagne de souscription en offrant un système mobile de transfusion sanguine à la section de la Croix-Rouge canadienne. Équipé pour la collecte du sang dans les régions rurales, le véhicule portait l'inscription suivante: « Don du *Canadian Tribune* à la mémoire du Dr Norman Bethune. » Moins d'un an plus tard, des délégués à la réunion annuelle du Congrès du Travail du Canada adoptèrent une proposition visant à « ...recommander au Gouvernement du Canada de faire le nécessaire en vue de créer un « monument vivant » consacré au travail du Dr Bethune... » Le gouvernement libéral de MacKenzie King feignit d'ignorer la recommandation[5]. La première biographie de Bethune devait paraître dix ans plus tard. *The Scalpel, The Sword*, traduit en plusieurs langues, fit connaître la vie de Bethune à plus de lecteurs à l'étranger que dans son propre pays[6].

Aux quelques rares personnes au Canada que fascinait Bethune, il a semblé opportun que le vint-cinquième anniversaire de sa mort fût le moment de raconter son histoire. En septembre 1964, la Société Radio-Canada a diffusé un documentaire radiophonique. Une excellente biographie filmée, produite par l'Office National du Film, devait suivre. Le Bethune dramatique de l'émission radiophonique séduisit la plupart des Canadiens, mais le gouvernement fédéral devait être vertement critiqué d'avoir accordé de la publicité à un communiste. À la demande du gouvernement américain, à la fin des années 60, le gouvernement canadien cessait de diffuser le film par l'entremise des bureaux de l'O.N.F. aux États-Unis. Plusieurs de ceux qui étaient impliqués dans la production du film, furieux de cette demande et du fait qu'on tentait de toute évidence de restreindre la diffusion du film à l'étranger, ont pensé rendre le fait public[7].

Au cours de sa tournée, en 1960, l'Opéra de Pékin surprit les autorités de l'Hôpital Royal Victoria en offrant une soirée de bienfaisance à la mémoire de Bethune. Le rideau tombé, le médecin-chef, le Dr Ronald Christie, dit aux Chinois qu'un échange médical sino-canadien serait un hommage approprié à rendre à Bethune. Des négociations subséquentes pendant lesquelles le Dr Christie, le Dr Lloyd Stevenson, doyen de la Faculté de médecine de l'Université McGill, et le célèbre neuro-chirurgien, le Dr Wilder Penfield, se rendirent en Chine, devaient amener des échanges de professeurs entre l'Université McGill de Montréal et le Collège médical de Pékin, échanges coiffés du nom de Norman Bethune. Premier professeur invité, le Dr K.A.C. Elliott, chef du département de biochimie de McGill, se rendit à Pékin en 1964.

Au cours des quelques années suivantes, les visiteurs canadiens en Chine commencèrent à parler de la réputation dont jouit Bethune dans ce pays. La plupart d'entre eux étaient surpris d'être accueillis comme des «concitoyens du Dr Bethune» alors qu'ils n'avaient jamais entendu parler de lui. Le Comité national des sites et des monuments historiques, créé par le gouvernement fédéral dans le but de sélectionner les Canadiens «d'importance historique nationale», a examiné les qualifications de Bethune et décidé, à une date aussi tardive que 1971, qu'il ne satisfaisait pas aux normes de sélection[8]. Mais il se produisit un brusque changement après l'établissement de relations diplomatiques avec la Chine en 1971: le gouvernement du Canada décida que le moment était venu. La reconnaissance de la Chine entraîna du même coup la reconnaissance de Bethune.

Au cours d'une brève cérémonie à sa maison natale de Gravenhurst, Norman Bethune a été officiellement reconnu comme un Canadien «d'importance historique nationale». M. Jean-Luc Pépin, alors ministre de l'Industrie et du Commerce, l'annonça devant un petit groupe dont faisait partie Pai-Hsiang-kuo, son homologue de la République populaire de Chine. Le ministre des Affaires extérieures, M. Mitchell Sharp, faisait au même moment la même déclaration à une foire commerciale du Canada à Pékin. Une controverse publique devait éclater immédiatement après cette déclaration officielle, survenue le 17 août 1972, une génération après la mort de Bethune. Pendant des semaines, un débat passionné mit aux prises les éditorialistes, les commentateurs et le public. Pour certains, cette reconnaissance avait tardé de façon impardonnable. Pour d'autres, un tel hommage rendu à un communiste constituait une répudiation scandaleuse des valeurs canadiennes traditionnelles. Pour d'autres encore, il s'agissait de trouver les motifs cachés derrière une telle reconnaissance qu'ils ne remettaient pas en question. Le gouvernement canadien considérait-il vraiment Bethune comme un grand personnage historique ou cela cachait-il quelque motif inavouable ? Une caricature politique semblait résumer l'opinion publique : on y voyait Mitchell Sharp passant sous une porte chinoise en poussant une brouette pleine où l'on pouvait lire « accord à long terme sur le blé ». De l'autre côté du mur, un homme d'affaires australien faisait remarquer à un Américain que « le mot de passe ressemble au nom de Bethune[9]. »

Hormis l'impression très répandue selon laquelle le gouvernement canadien se servait avec cynisme de Bethune pour améliorer ses relations commerciales avec la Chine, la controverse tournait surtout autour des opinions politiques de Bethune. Fait significatif, la plupart de ceux qui ont défendu la décision du gouvernement n'étaient ni pro, ni anti communistes. Un éditorial publié dans un journal de Toronto résume cette attitude : « Quelques Canadiens, qui ne sont pas aveuglés par le fait qu'il ait été un communiste, savent depuis longtemps que le Dr Bethune était un idéaliste qui vivait ses idéaux, ainsi qu'un homme extrêmement dévoué et courageux[10]. »

En Chine, Bethune a réalisé son ambition qui était de servir et d'être servi. Sa légende témoigne de sa réussite.

NOTES

1. Dr Ma.
2. Nieh Jung-chen à l'auteur.
3. Les deux autres textes étaient *Le vieux fou qui déplaçait les montagnes* et *Au service du peuple*. *À la mémoire de Norman Bethune* est reproduite en appendice, dans la traduction chinoise officielle.
4. Le télégramme a été expédié au Conseil d'aide à la Chine, à ses bureaux de New York.
5. Procès-verbal de la réunion annuelle de 1943 du Congrès du Travail du Canada.
6. Ted Allan et Sydney Gordon, *The Scalpel, The Sword*, Toronto, McClelland and Stewart, 1952. (Ce livre, traduit par Jean Paré, a été publié en avril 1973 à Montréal par les Éditions L'Étincelle, sous le titre *Docteur Bethune*. - N.D.T.)
7. Ces restrictions ont été levées.
8. Dans une lettre à l'auteur, datée du 8 mars 1972, Peter H. Bennett, directeur adjoint des Sites historiques de la Section des Parcs nationaux et historiques du ministère des Affaires indiennes, écrit ce qui suit: «On a discuté de ce sujet (conférer à Bethune le titre de Canadien d'importance historique nationale) au cours de plusieurs réunions antérieures, et on en est arrivé à une conclusion en octobre 1971. À ce moment-là, le Conseil se trouvait en possession d'une documentation imposante et d'une évaluation médicale du Conseil de recherche médicale sur ses réalisations dans le contexte de l'histoire de la médecine au Canada. On a émis l'avis que la carrière du Dr Bethune n'était pas d'une importance historique nationale.»
9. *Toronto Star*, le 18 août 1972.
10. *Globe and Mail*, le 19 août 1972.

appendice a

BREF APERÇU GÉNÉALOGIQUE DES BETHUNE

Les Bethune les plus anciens que nous connaissions vivaient en Normandie. Quelques-uns d'entre eux ont quitté la France au XIe siècle et se sont établis en Écosse durant le règne de Malcolm III. Les Bethune d'Écosse, intelligents, dynamiques et volontaires, ont occupé une place de choix dans le clergé. On retrouve parmi eux le Cardinal David Beaton (1494-1546) et James Beaton, Archevêque de Glasgow et Primat d'Écosse. Plusieurs membres de la famille ont été médecins dans l'île de Skye.

Les Bethune étaient renommés pour leur courage et leur indépendance. John Bethune (1751-1815), ministre de l'Église écossaise dissidente, a quitté l'île de Skye et s'est établi en Amérique après la bataille de Culloden et l'imposition par les Anglais de leurs lois et de leur religion aux Écossais. Bien qu'opposé à la domination anglaise en Écosse, il demeura fidèle à la Couronne au cours de la Guerre d'Indépendance et fut emprisonné par les Américains. Libéré, il se rendit à Montréal où il fonda l'Église de la rue Saint-Gabriel, la première église presbytérienne au Canada.

Le Révérend Bethune a eu six fils, dont trois sont devenus des hommes d'affaires conservateurs et deux, membres du clergé. John (1791-1872), prêtre anglican, devait être recteur de Montréal durant cinquante-quatre ans, de même que doyen de Montréal et Principal de l'Université McGill. Éduqué par John Strachan, premier évêque de Toronto, Alexander Niel (1800-1879) lui succéda au moment de sa mort survenue en 1867. Son fils Charles James Stewart (1838-1932), lui aussi ordonné dans l'Église d'Angleterre, devint le premier principal de Trinity College à Port Hope, en Ontario, école de garçons qu'il a rendue célèbre en Amérique du Nord durant son mandat de trente ans.

Angus Bethune (1783-1858) rejeta pour sa part la vie rangée de ses cinq frères. Renfrogné et individualiste, il fut trappeur dans les solitudes désertiques canadiennes. Devenu partenaire en 1814 dans la Compagnie du Nord-Ouest, il accéda au poste d'agent en chef dans la Compagnie de la Baie d'Hudson quand les deux compagnies se sont fusionnées sept ans plus tard. Son fils Norman (1822-1892) est né à Moose Factory, dans la Baie d'Hudson. Angus avait fait assez d'argent avec la traite des fourrures pour envoyer Norman à Toronto où il devait étudier, ce qui comportait entre autres des cours privés de son oncle Alexander Neil. Une fois diplômé du Upper Canada College et du King's College de Toronto, il se rendit en Angleterre pour étudier la médecine. Il reçut son diplôme de l'Université d'Edimbourg en 1850.

Norman hérita de son père son esprit d'indépendance. Bien qu'éduqué par son oncle anglican, il se joignit plus tard à l'Église presbytérienne, probablement à la suite d'un conflit avec les autorités anglicanes de Trinity College de Toronto. Il fonda avec cinq collègues la Faculté de Médecine de Trinity en 1850, mais cette école, dont les règlements ne retenaient pas la religion comme conditions préalables à l'inscription, fut fermée quand le doyen Bethune et tout le personnel enseignant démissionnèrent pour protester contre un nouveau règlement universitaire qui en interdisait l'accès aux non-anglicans. Aussi turbulent, talentueux et ambitieux que son père, Norman voyagea durant les quinze années suivantes. Il pratiqua la chirurgie à Edimbourg, y épousa Janet Nicolson en 1856, et traversa l'Atlantique en travaillant comme chirurgien de bord. Son journal témoigne d'un grand talent d'écrivain, et il était un peintre amateur talentueux. En 1871, lors de la réouverture de la Faculté de Médecine de Trinity, dont on avait modifié de nouveau le règlement dans le sens qui lui agréait, il revint à Toronto enseigner à Trinity et exercer sa profession. Il y mourut en 1892. Son fils Malcolm Nicolson (1857-1932), père de Norman Bethune (1890-1939), lui survivait.

Le second fils de Malcolm, Malcolm Goodwin, mourut en 1944. Sa fille, Mme Helen Lowes, et son fils, Douglas Bethune, vivent toujours. Janet, la fille de Malcolm qui mourut en 1968, avait trois enfants qui lui survivent: Mme Janet Cornell, Mme Joan Lindley et Mme Ruth Neily.

Frances, pour sa part, a quitté le Canada en 1945, après avoir divorcé d'A.R.E. Coleman, pour l'Angleterre où elle est décédée en 1963. À sa mort, la photographie de Bethune se trouvait sur son bureau.

appendice b

LE COMITÉ EXÉCUTIF DU COMITÉ D'AIDE À LA DÉMOCRATIE ESPAGNOLE

Dignitaires

Président honoraire: Le Rév. Dr Salem G. Bland
Président: Rév. Benjamin H. Spence
Vice-présidents: Graham Spry, Dr Rose Henderson, Tim Buck, A.A. McLeod
Secrétaire: E.E. Wollon
Secrétaire financier: Norman Freed
Trésorier: Bruce Robinson

Le Comité exécutif comprenait les personnes suivantes, en plus des dignitaires: Stewart Smith, D. Nesbitt, J.M. Connor, Mme Annie Buller, Fred Collins, E.M. Aplin, Harold Potter, Mme Elizabeth Morton, David Goldstick, S.B. Watson. Le Comité exécutif comprenait aussi les présidents des comités des différentes provinces: D.W. Morrison (Maritimes), J. Cupello (Québec), l'honorable E.J. McMurray (Manitoba), George Williams (Saskatchewan), Harold Gerry (Alberta) et A.M. Stephen (Colombie-Britannique).

appendice c

À LA MÉMOIRE DE NORMAN BETHUNE

Le camarade Norman Bethune, un membre du Parti Communiste du Canada, était âgé d'environ 50 ans quand il fut envoyé par les Partis du Canada et des États-Unis en Chine; il n'hésita pas à voyager des milliers de milles pour nous aider dans notre guerre contre le Japon. Il arriva au Yenan au printemps de l'an dernier, pour se rendre travailler dans les montagnes du *Dutai*, et à notre grande tristesse mourut au poste comme martyr. Quel est cet esprit qui permet à un étranger d'adopter sans limite la cause de la libération du peuple chinois comme s'il s'agissait de la sienne propre? C'est l'esprit de l'internationalisme, l'esprit du communisme, qui doit inspirer chaque chinois communiste. Le Leninisme enseigne que la révolution mondiale peut réussir uniquement si le prolétariat des pays capitalistes supporte la bataille de la libération des peuples coloniaux et semi-coloniaux et si le prolétariat des colonies et semi-colonies supporte la bataille du prolétariat des pays capitalistes. Le camarade Bethune a mis cet enseignement de Lenine en pratique. Nous, communistes chinois, devons aussi suivre cette ligne de conduite. Nous devons nous unir avec le prolétariat de tous les pays capitalistes, avec le prolétariat du Japon, de l'Angleterre, des États-Unis, de l'Allemagne, de l'Italie, et tous les autres pays capitalistes car c'est la seule façon de vaincre l'impérialisme, de libérer notre nation et notre peuple et de libérer les autres nations et les autres peuples du monde. Il s'agit là de notre internationalisme, l'internationalisme avec lequel nous combattons aussi bien le nationalisme étroit que le patriotisme étroit.

L'esprit du camarade Bethune, son dévouement envers les autres, a été démontré dans son sens des responsabilités au travail et dans son affection sans limite envers tous les camarades et le peuple. Chaque communiste doit le prendre comme modèle. Il n'est pas rare de trouver des gens irresponsables dans leur travail, préférant le moindre effort et évitant les difficultés, relayant les tâches difficiles aux autres et se réservant les tâches faciles pour eux-mêmes. À la moindre occasion, ils pensent à eux-mêmes avant de penser aux autres. Et lorsqu'ils offrent un peu de leur collaboration, ils en font grand état, avec fierté, de façon à ce que tout leur entourage le sache bien. Ils n'ont aucune sympathie pour les camarades et le peuple et ils sont froids, indifférents et apathiques. En vérité, ces gens ne sont pas des communistes, ou tout au moins ne peuvent pas être comptés comme des communistes engagés. Tous ceux qui sont revenus du front ont exprimé de l'admiration pour Bethune dès que son nom était mentionné et tous ont été émus par son engagement. Dans la région de la frontière *Shansi-Chahar-Hopei*, aucun soldat ou civil n'a pas été ému lorsque traité par le docteur Bethune ou lorsqu'on a vu comment il travaillait. Tout communiste doit vivre de ce vrai communisme du camarade Bethune.

Le camarade Bethune était un médecin, l'art de guérir était sa profession et il tâchait continuellement d'améliorer ses techniques qui étaient pourtant très appréciées par le service médical de la VIIIe armée. Son exemple est une excellente leçon pour tous ceux qui désirent changer leur métier dès qu'ils voient quelque chose de différent et pour tous ceux qui boudent les travaux techniques comme s'ils n'étaient pas importants ou comme s'ils n'offraient aucun avenir prometteur.

Le camarade Bethune et moi-même, nous nous sommes rencontrés qu'une seule fois. Par la suite, il m'écrivit plusieurs lettres. Mais j'étais occupé et je lui ai écrit seulement une lettre et je ne sais même pas s'il l'a jamais reçue. Je suis très peiné par sa mort. Maintenant nous nous le rappelons tous à notre mémoire, ce qui démontre combien profondément son esprit inspire chacun de nous. Nous devons, par son exemple, apprendre cette grande qualité du don de soi. Cette grande qualité permettra à chacun d'être utile au peuple. L'habileté d'un homme peut être grande ou petite, mais s'il a le bon esprit, il est déjà noble et pur, un homme d'une grande intégrité morale et au-dessus de tous les intérêts vulgaires, un homme de valeur pour le peuple.

Mao Tsé-Toung, Yenan, 21 décembre 1939.

autres remerciements

Les personnes suivantes ont fourni des renseignements concernant les hôpitaux:
Mary Weil, Hôpital Royal Victoria, Montréal
Le directeur, Hôpital du Sacré-Cœur, Montréal
Grace Hamlyn, Hôpital thoracique Royal Edward, Montréal
Judith McGibbons, Hôpital Reddy Memorial, Montréal
Barbara Johson, Harper Hospital, Détroit
B. Garton, Royal Free Hospital, Londres
W.J. Taylor, West London Hospital, Londres
T.A. Ramsay, North East Metropolitan Hospital Board, Londres
A.E. Whitsworth, Queen Charlotte's et Chelsea Hospitals, Londres
I. Kent, Royal Marsden Hospital, Londres
P.W. Dixon, Hospital for Sick Children, Londres
D.W. Tindall, Queen Mary's Hospital for the East End, Londres
P.A. Lake, Hammersmith et St. Mark's Hospital, Londres

Les maisons d'éducation suivantes ont fourni des données:
Jesse Ketchum Public School, Toronto
Owen Sound Collegiate and Vocational School
University of Toronto
Royal College of Surgeons, Edimbourg

Les personnes suivantes ont fourni de la documentation provenant de bibliothèques et d'autres institutions:
Raymond Chu, Bibliothèque, Département d'études est-asiatiques, Université de Toronto
Nancy Young, Bibliothèque, College of Education, Université de Toronto
Le personnel, Academy of Medecine, Toronto
Hugh MacMillan, Archives de la Province d'Ontario, Toronto
Robert J. Taylor, Archives publiques du Canada, Ottawa
Dr J.D. Wallace, Association médicale canadienne, Ottawa
G.W. Hillborn, Ministère des Affaires extérieures, Ottawa

S.F. Wise, Direction des services historiques, Ministère de la Défense nationale, Ottawa
G.E. Logan, Division des dossiers, Ministère de la Santé nationale et du Bien-être social, Ottawa
Margaret Farmer, Bibliothèque médicale, Université McGill
Susan Biggs, Bibliothèque Osler, Université McGill
Sandra Guillaume, Archives, Université McGill
Rohan Butler, Foreign Office, Londres
Mlle G.M. Thorp, Ministère de la Défense, Londres
W.A. MacMillan, Churchill Livingstone Co., Londres
Clark Nelson, Archives, Clinique Mayo, Rochester
Victor Berch, Bibliothèque des collections spéciales Brandeis University
Jack Delahant, Institut Trudeau, Saranac Lake

Les personnes suivantes m'ont fourni une aide inestimable au moment de mes recherches en République populaire de Chine:
Huang Hua, Ambassadeur de la République populaire de Chine aux Nations Unies
L'Association médicale chinoise
L'Association populaire chinoise d'amitié et de compréhension avec les nations étrangères
Le personnel de l'Hôpital Norman Bethune pour la paix internationale, Shih-chia Chuang
Le Dr Ma Hai-Te
Nieh Jung-chen, Vice-premier ministre, République populaire de Chine

J'aimerais aussi remercier les personnes suivantes:

Dr A.L. Abel, I. Abramowitz, Dr F.D. Ackman, Dr P. Adolph, Ted Allan, Julio Alvarez del Vayo, Paul Andrew, Ted Aplin, Robert Ayre, Thelma Ayre, Kate Bader, Dr J. Bain, T.J. Baleanter, Mary Blafour, Dr H. Ballon, Sonia Bank, Helen Barbour, Harold Beament, Dr Harold Beeson, Dr Paul Beeson, Dr Edward Bensley, Dr P. Beregoff-Gillow, Dr G. Bernath, Dr M. Berne, Syd Birdsey, Dr J.D. Bisgard, Michael Boland, Raymond Boyer, Dr Benjamin Brock, Fred Brodie, Earl Browder, Dr Lyla Brown, Elisabeth Browne, Dr J.L.S. Browne, Mme T.C. Browne, Tim Buck, Dr C.B. Buffam, Ted Burke, Dorothy Cameron, Helen Campbell, Sam Carr, Eveline Carsman, Dr H.R. Carstens, Mary Cash, Dr Paul Chapman, John Christensen, Dr J.G. Christopher, Dr Muir Clapper, Paraskeva Clark, Dr Owen Clarke, John Clout, Dr R.D. Coddington, Mme Sam Colle, Dr W. Condon,

Dr Gordon Copping, Dr Charles Cossage, Muriel Coy, Jack Cranmer-Byng, Dr Leon Crome, Barnett Danson, Marjorie Darrach, Dr J.A. Davidson, Dr H.L. Dawson, Dr J.J. Day, William Dinninson, Dr Orville Denstedt, Mme Georges Deshaies, Dr J. Dinan, Dr W.J. Downs, Dr René Dumont, Jeannie Eady, Lucy Easlick, Dr K.A.C. Elliott, Dr Leo Eloesser, le professeur Shinkichi Eto, Dr Gerald Evans, Bruce Ewen, Roy Faibish, Dr I.S. Falk, Dr W.B. Faulkner, Beatrice Fernethough, Mme G. Fidlar, Dr Walter Fischer, Murray Fisher, Eilenn Flanagan, R.N., L.C. Fletcher, Sr M. Fleury, R.N., Stuart Forbes, Ronald Freeman, Dr A.G. Frost, Dr Godfrey Gale, Dr C.S. Gamble, Dr Roger Gariépy, H. Gaston, R.N., Mme Aubrey Geddes, Martha Gelhorn, Carol George, Mary Goldie, Dr Vicente Goyanes, Dr Greenberg, Dr Robert Greenblatt, Richard Greening, Dr J. Guasch, Dr Francisco Guerra, C.L.B. Hall, Dr John Hamilton, Catherine Hammond, Dr Joaquin d'Harcourt, Dr Fred Harper, Georgetta Harper, Dr H.H. Harris, Dr M.S. Harris, le professeur Robin Harris, Allan Harrison, Dr Alex Tudor Hart, Dr Jerome Head, U.S.A. Heggblom, le professeur Keiichi Hirano, Victor Hoar, Dr C.L. Hodge, Dr F.W. Holcomb, Dr G.A. Holland, Michael Horn, Dr Perry Hough, J.E. Houghton, Dr John Howlett, Dr A. Hunt, Leslie Hunt, Dr H.J. Irwin, Mary Carter Isbell, Dr H. von Jettmar, Dr A.F. Jones, Dr H.I. Jones, Walter Judd, Geza Karpathi (Charles Korvin), William Kashtan, Roy Keffer, John Kemeney, Robert Kenny, Dr Frederick Kergin, W. King, Ethel Kleinstein, Irene Kon, Dr Alberto Ladron de Guevara, James Larkin, Dr Hjalmar Larsson, Dr R.C. Leacock, Dr Leon Leahy, Norman Lee, Dr Rachmael Levine, Harvey Levinson, Dr Sclater Lewis, le professeur Paul Lin, Dorothy Livesay, Dr A.L. Lockwood, Dr Valentin de la Loma, Dr J.G. Lynch, Anne MacDermott, Janet MacKay, R.N., Hugh MacLennan, Dr Maurice Malins, Mary Marinich, Herbert Matthews, Dr G.B. Maughn, Dr W.D. Maycock, Dr J.E. McArthur, Dr F.C. McCrimmon, Marjorie McEnaney, Tom McEwen, Marguerite McIntyre, Marjorie McKenzie, Dr Francis McNaughton, Amy Mercer, Dr J.B. Mickie, Dr W. Mingie, M. Mokry, Mme T. Mooney, Dr R. Moore, G.A. Morden, R.N., Nigel Morgan, Anna Taft Muldavin, Dr Gordon Murray, Dr R.G. Nelson, Dr J.V. Nicholls, Dr Myron Notkin, Dr W.H. Oatway Jr., Dr Alton Ochsner, Dr R. Palmer, Libby Park, Dr J. Parnley, Steve Pascos, Dr F. Griffith Pearson, C.O.H. Pease, Dr Carleton Peirce, Dr Wilder Penfield, Dr W. Pike, Dr Juan Planelles, E.R. Powell, Dr José Puche, Harold Redman, Mme C.E. Reeves, Dr Hollis Renton, Grace Reynolds, Mac Reynolds, Dr J.V. Riches, Dr Leo Rigler,

T.W. Ritchie, Lea Roback, David Robinson, Nora Rodd, Fred Rose, Dr Charles Rosen, Robin Ross, Dr T.E. Roy, Dr Joseph Rubinstein, Dr R.C. Rueger, Amy Russell, Stanley Rust, Dr Charles Ryan, Dr D.A. Sampson, Charles Sanders, Dr Reginald Saxton, Dr V.D. Schaffner, Dr Charles Schnee, Dr Rose Schneider, Sylvia Schwartz, Dr W. Schwartz, le professeur F.R. Scott, Dr John Scott, Dr F.C. Scott-Moncrief, Dr J.B. Scriver, Celia Seborer, Dr Segal, Dr H. Shapiro, Robert Shaw, Cecil Shell, Gerry Simmons, Dr George Simpson, Edgar Snow, Helen Foster Snow, Dr Saul Solomon, Dr Leslie Soper, Ellen Stafford, le professeur Joseph Starobin, Mlle E. Stirling, Dr John Streider, Dr Earnest Struthers, Muni Taub, Dr G.D. Taylor, Dr Andrew Thomson, Dr Gordon Townshend, Jean Trenholme, I.L., Dr J. Trueta, Alex del Turbine, Louise Vezina, Dr André Sanz Vilaplana, Dr Roger Violette, Elizabeth Wallace, Joe Wallace, Dr D.R. Webster, Dr Paul Weil, Saul Wellman, H. Whitaker, I.L., Mme Ruth White, Dr DeWitt Wilcox, R.B. Williams, Dr Julius Lane Wilson, Dr R.A. Wilson, Mme W. Woodruff, Norah Wright, Mary Young, Dr W.J.F. Young.

bibliographie

ÉCRITS DE BETHUNE

On trouvera, dans la biographie chinoise de Bethune, de Wei Ai, intitulée *Le cheminement de Bethune*, quatre extraits de son journal (Hong Kong, Les Éditions Wen-chiao, 1970).

The Crime on the Road Malaga to Almeria, Madrid, Publicaciones Iberia, 1937 (essai descriptif).

"The Dud", *The Clarion*, de Toronto, 8 juillet 1939 (nouvelle).

"Encounter" (nouvelle inédite, en possession de Maria Scott).

From Hankow to Sian, Toronto, Canadian League for Peace and Democracy, 1938 (journal de voyage).

"Red Moon", *Canadian Forum*, Vol. 17, juillet 1937 (poème).

"Wounds", dans J.S. Horn, *Away With All Pests*, Londres, Hamlyn and Co., 1969 (essai descriptif).

ARTICLES MÉDICAUX

"Some new instruments for injection of lipiodol: oil-guns and combined cannula and mirror", *Canadian Medical Association Journal (CMAJ)*, Vol. 20, mars 1929, p. 286-7.

"Note on bacteriological diagnosis of spirochaetosis of lungs", *CMAJ*, Vol. 20, avril 1929, p. 265-8.

"New combined aspirator and artificial pneumothorax apparatus", *CMAJ*, Vol. 20, juin 1929, p. 663.

"Technique of bronchography for general practitioner", *CMAJ*, Vol. 21, décembre 1929, p. 662-7.

Avec D.T. Smith et J.L. Wilson, "Etiology of spontaneous pulmonary disease in the albino rat", *Journal of Bacteriology*, Vol. 20, novembre 1930, p. 361-70.

"Plea for early compression in pulmonary tuberculosis", *CMAJ*, Vol. 27, juillet 1932, p. 36-42.

"Phrenicectomy necklace", *American Review of Tuberculosis*, Vol. 26, septembre 1932, p. 319-21.

"Cotton-seed oil in progressively obliterative artificial pneumothorax", *American Review of Tuberculosis*, Vol. 26, décembre 1932, p. 763-70.

"Silver clip method of preventing haemorrhage while severing interpleural adhesions, with note on transillumination", *Journal of Thoracic Surgery*, (*JTS*), Vol. 2, février 1933, p. 302-6.
Avec W. Moffatt, "Experimental pulmonary aspergillosis with aspergillus niger; superimposition of this fungus on primary pulmonary tuberculosis", *JTS*, Vol. 3, octobre 1933, p. 86-98.
"Case of chronic thoracic empyema treated with maggots", *CMAJ*, Vol. 32, mars 1935, p. 301-2.
"Pleural poudrage, new technique for deliberate production of pleural adhesions as preliminary to lobectomy", *JTS*, Vol. 4, février 1935, p. 251-61.
"Maggot and allantoin therapy in tuberculosis and non-tuberculosis suppurative lesions of lung and pleura; report of eight cases", *JTS*, Vol. 5, février 1936, p. 322-9.
"Some new thoracic surgical instruments", *CMAJ*, Vol. 35, décembre 1936, p. 656-62.

SOURCES SECONDAIRES

LIVRES

Allan, Ted et Gordon, Sydney, *The Scalpel, The Sword*, Toronto, McClelland and Stewart, 1952.
Anonyme, *The Great Internationalist Soldier Bethune,* Pékin, China Youth Publishing House, 1965.
Kovich, Jean Ewen, *You can't Buy It Back* (manuscrit inédit).
Wei Ai, *Le cheminement de Bethune*, Hong Kong, Les Éditions Wen-chiao, 1970

ARTICLES

Farah, Ted, "Canada's Blood Trust in Spain", *Canadian Magazine,* août 1937, p. 22-3.
Fish, F.H., "Dr Norman Bethune", *Calgary Associate Clinic Historical Bulletin*, Vol. 10, no 4, février 1945, p. 151-9.
Hirano, Keiichi, "Jerome Martell and Norman Bethune — a note on Hugh MacLennan's *The Watch That Ends the Night*", texte lu au cours de la 39ième assemblée générale de la Société littéraire anglaise du Japon, les 27 et 28 mai 1967.
Larsson, B.H., "In Memoriam: Norman Bethune, M.D.", *Detroit Medical News*, Vol. 44, no 38, mai 1953.

MacDermott, Anne, "The only Canadian the Chinese Ever Heard Of", *Maclean's*, mai 1962, p. 18-9, 62-4.
Nadeau, G.A. "A.T.R.'s Progress", *Bulletin of the History of Medicine*, Vol. 8, octobre 1940.

NOTICES NÉCROLOGIQUES

Eloesser, Leo, *Journal of Thoracic Surgery*, Vol. 9. avril 1940, p. 460-2.
Fisher, L., *American Review of Tuberculosis*, Vol. 41, juin 1940, p. 819-21.

table des matières

Achevé d'imprimer le 30 janvier 1976
par les travailleurs des ateliers Marquis Ltée
de Montmagny